갱년기에 대해
의사가 가장 많이 듣는
27가지 질문

갱년기에 대해
의사가 가장 많이 듣는
27가지 질문

양기열 지음

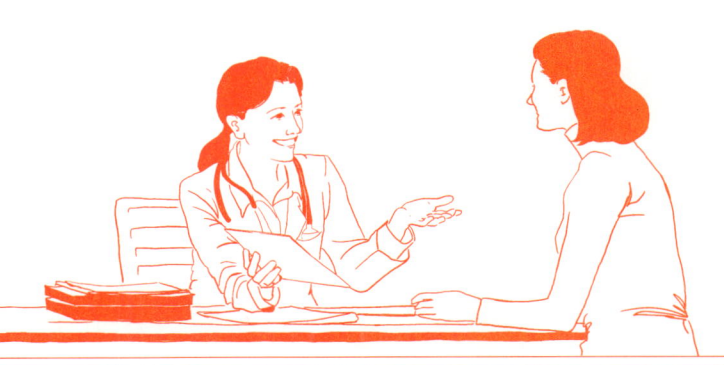

SAY
KOREA

추천의 글

갱년기 여성 건강에 대해 이야기하는 것에 대해 많은 여성들이 어려움을 느낍니다. 실제로 갱년기 여성들의 89%가 상당한 신체적·정신적 증상을 경험하지만, 이 중 약 20%의 환자들만이 갱년기 진료를 위해 병원을 찾는다는 통계도 있습니다. 또 갱년기 여성의 78%가 건강식품을 복용하고 식이조절과 운동을 시도하지만, 실제로 갱년기 증상이 만족스럽게 호전되었다고 답변하는 경우는 이들

중 10% 이내라고 합니다.

　우리나라 사람들의 병원 이용률이 세계 최고 수준이라는 것을 생각하면, 의외의 결과가 아닐 수 없습니다. 갱년기는 병원에 내원할 문제가 아니라고 생각하거나, 이것을 겉으로 드러내어 이야기하는 것을 꺼리는 인식의 문제라는 결론을 내릴 수 있을 것 같습니다.

　산부인과 전문의인 저는 의과대학과 전공의 수련 시절을 통해 갱년기의 증상과 원인, 치료법을 익혔지만, 이런 환자들을 대학병원에서 접할 기회는 많지 않았습니다. 따라서 갱년기가 무엇이고 어떻게 접근해야 하는지에 대해 깊이 고민하지 못했고, 많은 의사들이 저와 비슷했을 것이라고 생각합니다. 하물며 환자들이 이를 어떻게 스스로 판단하고 대처할 수 있을까요.

　처음에 저는 갱년기를 에스트로겐 감소로 인한 신체 변화이자 노화 과정으로 이해했지만, 실제 환자들은 생각보다 불안, 우울감, 감정 기복과 같은 정신적인 문제를 크게 겪고 있었습니다. 이는 에스트로겐의 감소로 안면 홍조, 수면장애, 관절통, 피로감, 질 건조증과 같은 전신 증상 때문이기도 하지만, 에스트로겐 감소 자체만으로도 상당한 감정 기복, 불안, 우울 증세를 초래합니다. 예전과 같지 않은, 쪼그라들고 갑자기 늙어버린 부정적인 자기 이미지를 만들고 그 상태를 고착화하게 되는 거죠. 이러한 상황에서는 당연히 기존의 개인적 삶, 사회적 관계·역할을 지속하기 어렵습니다. 생각해보면 실로 막대한 삶의 손실이 아닐 수 없습니다.

더불어 우리나라에서는 여성 건강, 여성 갱년기에 대해 이야기하면, 남성 건강, 남성 갱년기와 비교하며 왜 이렇게 유별나게 구냐는 인식이 많습니다. 그러나 남성호르몬은 그 분비가 약 70세까지 서서히 감소하므로 남성 갱년기는 상대적으로 완만하게 진행됩니다. 그러나 여성 갱년기는 근본적으로 다릅니다. 50세를 전후하여 맞이하는 완경과 이 전후로 진행되는 갱년기는 남성과 비교하여 매우 급격하고 드라마틱한 전신 증상을 동반합니다. 많은 여성들에게 이 시기는 가장 바쁘고도 힘든 시기이기도 합니다. 가정과 사회에서의 책임과 역할이 겹쳐 있는 환경에서 큰 고통과 절망감으로 갱년기라는 시기를 마주하게 되죠.

단순히 건강식품에만 의존하고 유행하는 다이어트를 하는 것으로 넘기기에는 갱년기 증상은 너무 크고 무섭습니다. 이는 대다수 의료 전문가들의 견해이기도 합니다.

"갱년기면 이제 여자가 아닌 건가요?"라고 묻는 환자들이 부지기수입니다. 완경이라는 말을 들으면 눈물부터 앞서는 큰 상실감을 느낍니다. 왜 밖에서는 그렇게 멀쩡한 척 다 감추고 지내다가, 진료실에서는 이렇게 무장해제가 되는 걸까요. 갱년기 여성들이 그만큼 긴 마음고생과 큰 외로움 속에서 버티고 있다는 증거일 수도 있고, 제대로 된 의학적인 지식과 도움이 많이 필요하다는 이야기기도 할 것입니다.

양기열 원장님이 왜, 어떻게 이런 책을 쓰게 되었는지 크게 공감하게 된 이유이기도 합니다. 수많은 건강 관련 영상들, 영양제 광고의 홍수 속에서 이 책은 갱년기에 대해 꼭 알아야 하는 이야기들을 핵심만 정리한 책입니다.

무작정 회피하거나 두려워하시지 말길 바랍니다. 어떻게 현명하고 행복하게 이 시기를 넘길지만 생각하면 됩니다. 산부인과 전문의가 쓴 이 책을 벗 삼으면 큰 도움이 될 것이라 확신합니다. 지금도 갱년기를 이겨내기 위해 고군분투하는, 누구보다 열심히 살고 있는 많은 여성들의 행복을 응원합니다.

_정난희
(산부인과 전문의, 직선제산부인과학회 학술이사)

갱년기를 다룬 책은 많지만, 이 책은 분명히 다릅니다. 저자는 진료실에서 갱년기를 설명하는 산부인과 의사가 아니라, 그 시간을 먼저 통과한 사람으로서 말을 건넵니다. 수없이 반복해온 의학적 설명 대신, 스스로 당황하고 외로워했던 순간, 부정하고 싶었던 변화들을 숨기지 않고 꺼내 보입니다. 그래서 독자는 책장을 넘기며 "나만 이런 게 아니었구나"라는 깊은 안도감을 얻게 됩니다. 의학적으로는 정확하지만 차갑지 않습니다. 마치 조금 먼저 이 길을 걸어간 언니가 옆에 앉아 "이건 네 잘못이 아니야"라고 다독여주는 듯한 거리감이 이 책의 가장 큰 힘입니다. 정보의 홍수 속에서 불안만 키우는 대신, 지금 내 몸에서 일어나는 변화를 이해하게 하고 스스로 선택할 수 있게 만드는 책입니다. 갱년기를 혼자 견디고 있는 모든 여성에게, 그 시간을 두려움 없이 지나가고 싶은 이들에게 이 책을 자신 있게 권합니다.

_안지현

(내과 전문의, KMI한국의학연구소 상임연구위원)

갱년기.

피하고 싶은 이 단어를 접할 때마다 아직은 아니라고, 지금의 불편함은 그저 순간의 문제일 거라고 스스로를 위로하며 지나왔습니다. 더 이상 피할 수 없다고 느낀 어느 날 만난 이 책은, 이미 내 몸은 나보다 먼저 다음 단계를 준비하고 있었다는 사실을 조용히, 그러나 분명하게 알려주었습니다.

저자는 갱년기를 설명할 때 불안을 자극하지 않습니다. 그 대신 지금 내 몸 안에서 실제로 어떤 변화가 일어나고 있는지를 차분하고 분명한 언어로 짚어줍니다. 두렵던 증상들은 이름을 얻고, 막연했던 감정은 이해 가능한 상태가 됩니다. 그동안 내 탓인가 싶었던 증상들의 원인이 사실은 내가 관리하지 못해서도, 내가 참지 못해서가 아니었다고, 몸이 새로운 균형을 찾아가는 과정일 뿐이라고 담담히 말해줍니다. 그리고 그 말은 이상하리만큼 큰 안도감을 줍니다.

갱년기를 두려움의 이름으로 부르지 않고 이해와 조율의 시간으로 받아들이고 싶은 여성 모두에게, 그리고 그 여성을 사랑하고 지지하는 가족들에게도 이 책은 새로운 시작을 격려하는 좋은 친구이자 멘토가 될 것입니다.

_정현진

(한국 바이엘Bayer 인사총괄 전무)

두 아이를 낳고 키우며 30년 이상 직장에 다니고 있는, 갱년기 한가운데 서 있는 50대 여성으로서 최근 몇 년간 '예전 같지 않은 나'를 경험하며 당황스럽고 불안했던 마음이 이 책을 통해 한결 정리되는 느낌입니다.

'이렇게 잠을 못 자면 치매에 걸린다던데.' '손가락이 붓는데 류마티스인가?' '소화가 안 되는데 혹시 어디 암이라도?'…

증상도 증상이지만, 증상에서 비롯된 온갖 잡념과 걱정 때문에 기분과 감정이 널뛰기를 하고 집중력마저 떨어지는 혹독한 갱년기를 치르고 있지만, 그 원인과 대책에 대해 제대로 알아보고 판단할 생각은 해보지 못했습니다. 그저 '노화'라는 서글프고 모호한 개인의 문제로 방치하고 있던 거죠.

이 책은 산부인과 전문의 선생님의 풍부한 임상 경험을 바탕으로 환자들이 가장 많이 묻는 질문을 중심으로 친절하고 따뜻하게 갱년기의 모든 것을 알려줍니다. 책을 읽으면서 그동안 제가 경험한 증상들이 무엇 때문이었는지, 치료와 관리 방법은 무엇인지 등에 대해 선명하게 정리할 수 있었습니다. 중년 여성이 자신의 몸과 상태를 객관적으로 이해하고 필요한 결정을 내릴 수 있도록 돕는 실질적인 가이드라고 할 수 있습니다.

또한 이 책은 특히 저처럼 경영 일선에서 여전히 치열한 경쟁과 까다로운 의사결정을 반복하고 있을 '갱년기를 맞이한 여성 리더들'에게 또 하나의 '유용한 자기관리 지침서가 되어줄 것으로 믿습니다.

_정원화

(보람그룹 IMC 본부 상무)

< contents >

이제 '관리하는 갱년기'의
시대입니다

의대 시절, 예과·본과를 거쳐 수련 기간까지 모든 과정이 버겁지 않았던 적은 없습니다. 다들 힘들다 했지만, 저에게는 더 큰 무게가 있었습니다. 학비와 생활비를 스스로 벌어야 했기에 과외를 멈출 수 없었습니다. 수업이 끝나면 과외를 하러 가고, 밤에는 자취방에서 책을 폈습니다. 남들은 대학 시절을 낭만이라 기억하지만, 저에게는 생존의 시기였습니다.

그렇게 살다 보니, 저는 늘 저 자신을 '잘 관리하는 사람'이라 여겼습니다. 몸이 이상하면 원인을 분석하고, 치료하고, 예방하고, 감정도 스스로 조절하며 살아왔습니다. '아프면 고치면 되지.' '감정도 내가 다스리면 돼.' 그렇게 살아왔고, 그렇게 살아낼 수 있다고 믿었습니다.

어느 날부터 조금씩 균열이 생기기 시작했습니다.

처음엔 잠이 안 왔습니다. 하루는 밤을 꼴딱 새우고, 다음 날은 기진맥진해 10시에 쓰러져 자고, 또 그다음 날은 말똥말똥 눈이 말짱. 이상한 수면 패턴이 몇 달을 이어졌습니다. 그동안 못 봤던 드라마를 그때 정말 많이 보았습니다. 밤마다 영상 속에 숨어 들어갔죠.

그런데 그때는 몰랐습니다. '내가 왜 이러지?' 하는 생각조차 들지 않았습니다. 그게 문제일 거라고는 전혀 인식하지 못했습니다. '내가 피곤해서 그런가 보다.' '그냥 쌓인 게 많아서 그렇지.' 그렇게 넘기며, 제 상태를 직면하지 않았습니다.

그러던 어느 날, 진료실에 앉아 있는데 갑자기 등이 확 뜨거워졌습니다. '어? 뭐지? 뭐가 있나?' 하고 돌아봤지만, 아무것도 없었습니다. 곧이어 식은땀이 이마를 타고 흘렀고, 순간 머릿속을 스치는 한 단어.

'혹시… 갱년기?'

하지만 곧바로 생각을 밀어냈습니다.

'설마, 내가 마흔셋인데. 아직 이르지 않아?'

그렇게 스스로를 부정했습니다.

저는 산부인과 전문의입니다. 수많은 환자들에게 갱년기를 진단하고, 치료하고, 조언해온 사람입니다. 그런 제가, 그 증상 앞에서 당황했고, 부정했고, 외면했습니다. '설마 내가?'라는 자존심. '그럴 리가'라는 의심. '그래도 한번 버텨보자'는 근거 없는 의지. 그렇게 몇 개월을 버텼습니다.

진료실에선 환자들에게 말했습니다.

"이건 끝이 아니라 새로운 시작이에요."

"자연스러운 변화입니다."

"치료 방법도 있고, 삶의 질도 충분히 높일 수 있어요."

하지만 정작 제 변화에 대해서는 서럽고 외롭기만 했습니다.

그제야 깨달았습니다. 아, 이게 갱년기구나.

갱년기는 단순히 '몸의 변화'가 아니었습니다. 내 인생을 돌아보게 만드는 마음의 시기였습니다. 이름 붙이지 못했던 내 감정과 증상들. 그날 이후로도, 몸은 조용히 그리고 분명하게 변해가고 있었습니다. 어느 날은 이유 없이 슬펐고, 어느 날은 무기력해서 아무것도 하기 싫었고, 어느 날은 느닷없이 다 내려놓고 사는 건 어떤 건지 부정적인 생각에 사로잡혔습니다. 늘 앞만 보며 달리고 살았던 제게 너무나 당황스러운 시간이었습니다.

이유 없는 짜증이 치솟고, 별일 아닌 일에 욱하고 터지는 나 자신을 보며 '이게 내가 맞나?' 싶었습니다. 별로 한 것도 없는데 늘 지치고, 가끔은 머리에 안개 낀 것처럼 멍하고, 방금 들은 말도 기억이 잘 나지 않고, 어떤 날은 입 안이 바짝바짝 마르고, 어떤 날은 식은땀이 훅 끼쳤다 사라지곤 했습니다. 밤이 되면 더 심해졌습니다. 누워도 잠이 안 오고, 그러다 간신히 잠이 들면 두 시간도 안 되어 벌떡 깨고, 가슴이 두근거리고, 등이 식은땀으로 축축해진 채 새벽까지 뒤척였습니다. 그 밤들은 참 외로웠습니다.

하지만 저는 "아프다"고 말하지 않았습니다. 그 말만 꺼내면 왠지 지는 것 같아서. "요즘 좀 그래."라는 말로 얼버무리고, 누가 "왜 그래?" 물으면 "아니야, 그냥 좀 피곤해서…" 그러고는 웃고 넘겼습니다.

그 웃음 뒤에서, 저는 자꾸 혼자가 되어갔습니다.

"너답지 않게 왜 그래?"

그 말조차 듣기 싫어 아무에게도 말하지 않았습니다. 실은 나도 알고 있었거든요. 내가 예전 같지 않다는 걸.

이 모든 변화들은 단순히 '마음의 문제'도, '성격의 변화'도 아니었습니다. 호르몬이 조용히 퇴장 준비를 시작하고 있다는 '몸의 신호'였던 것입니다.

갱년기는 그렇게 시작됩니다. 단지 생리가 멈추는 변화가 아닙니다. 감정, 수면, 기억력, 체온, 관절, 질 건강, 성욕, 피부… 온몸이 재조정을 시작하는 시기입니다. 몸뿐아니라, 마음과 인생의 리듬 전체가 새로운 균형점을 찾아가려는 몸부림입니다.

그런데 대부분의 여성은 이 변화를 '내가 예민해서',

'내가 약해서'라고 '내 탓'으로 돌립니다. 그리고 조용히, 아무에게도 말하지 못한 채, 혼자 견디죠. 관리 잘한 사람들은 건강하게 지나간다는 내용들을 보면서, '다 내 잘못인가'라는 생각으로 자책하는 나날들을 보내기도 합니다.

하지만 아니에요. 당신 잘못이 아닙니다. 그건 지금 당신의 몸이, 당신의 뇌가, 당신의 호르몬이 다음 시기를 준비하고 있는 겁니다. 우리는 끝에 도달한 게 아니라, 새로운 챕터 앞에 서 있는 중입니다.

이 책은 그 '말하기 애매했던 증상들', '이름 붙이지 못했던 감정들'에 하나하나 이름을 붙여주기 위해 시작됐습니다. 그리고 여러분이 그 모든 과정을 지나 조금 더 단단해지고, 조금 더 '나다운 나'를 만나는 데 도움이 되기를 바랍니다.

'갱년기'라는 말이 아직은 낯설고, 혹은 듣기 싫고, 혹은 '그건 나중 일'이라고 느껴진다 해도 괜찮습니다. 하지만 이 책을 펼친 지금, 당신은 이미 느끼고 있는 겁니다. 몸 어딘가에서, 마음 어딘가에서 변화가 시작되고 있다는 걸요.

우리가 겪었던 사춘기도 시작과 끝을 정확히 알 수 없었습니다. 그저 어느 날 갑자기, 감정이 요동치고 누군가를 미워하고, 누군가를 원망하고, 하루에도 열두 번씩 마음이 뒤집히던 시절이 있었죠. 그때는 친구들과 함께했습니다. 함께 호르몬의 소용돌이를 겪었습니다.

하지만 갱년기의 우리는 다릅니다. 자책하며 조용히 숨고, 증상이 나타날 때마다 깜짝 놀라며, 혹시 누가 알까 전전긍긍합니다. 그렇게 갱년기는 사춘기와 똑같이 호르몬의 파도를 겪는 시기지만 더 조용하고, 더 고립된 방식으로 우리를 찾아옵니다. 그래서 갱년기의 우리는 외롭습니다.

하지만 기억하세요. 당신은 혼자가 아닙니다. 그리고 당신은 잘못된 것이 아닙니다. 지금, 우리는 인생의 다음 장으로 넘어가고 있는 중입니다.

이 책은 제가 산부인과 진료실에서 갱년기에 대해 가장 많이 들었던 질문을 추려 그에 대한 답변 형식으로 만들었습니다. 제게 찾아온 '조금 이른 갱년기'는 환자들의 아픔에 공감할 수 있게 해주었습니다. 제가 직접 경험한 증상들, 제가 직접 해본 여러 치료들, 그로 인해 달라진 제 삶은 그대로 환자들에게 전달되는 '살아 있는 사례'였습니다. 그리고 '미리 치료를 시작한' 분들은 10년 뒤가 정말 다르다는 것을 실감하기도 했습니다.

여성이라면 임신과 출산만큼 '생리가 끝나는 것', 즉 '완경完經'에 대해서도 충분한 준비가 필요합니다. 의학적으로는 '폐경'을 주로 쓰지만, '완경'이라는 단어가 훨씬 따뜻하게 다가옵니다. '끝난다'는 느낌보다는 '마침내 완성된다'는 의미로, 우리의 소중한 몸이 지나온 시간을 긍정하고 격려하자는 마음을 담아 이 책에서는 '완경'이라는 단어를 사용하였습니다.

완경 진단을 받고 눈물을 글썽이며 슬퍼하는 분들을 많이 봅니다. 아마 한 단계를 넘어가는 것에 대한 서글픔이겠지요. 우리 여성들은 아기를 낳을 때는 산전 검사부터 산후조리까지 철저히 몸을 관리하지만, 생리가 끝나는 것에 대해서는 너무 매몰찹니다. 많은 갱년기 환자들이 '그냥 참으세요. 몇 년 지나면 좋아집니다.'라는 말을 듣습니다. 하지만 갱년기 증상은 사람마다 너무 달라서 '참으면 지나간다'라고 간단히 말할 수 있는 문제가 절대로 아닙니다. 어떤 분은 10년 이상 고생하시기도 합니다.

만약 50세에 완경이 되었다면, 그 이후 50년을 더 살 수도 있는 시대가 왔습니다. '갱년기 관리'는 앞으로 50년 삶의 질을 위한 가장 큰 투자입니다. 갱년기의 불편함은 몸의 균형이 깨졌다는 신호이고, 이 균형은 간단한 조치로 바로잡을 수 있습니다. 호르몬 변화를 인정하고, 내 몸이 보내는 신호에 귀 기울이세요.

이 책이 당신에게 언제든 펼쳐볼 수 있는 '언니 같은 책'이 되었으면 좋겠습니다. 당신의 다음 10년, 그 이후 10년을 지금 이 자리에서부터 함께 준비하고 싶습니다. 당신의 갱년기를, 당신답게 관리하는 것. 그 시작을 함께하고자 합니다. 당신을 온 마음으로 응원합니다.

PART 1

호르몬치료, 진짜 암 걸리나?:
갱년기에 대한 가장 큰 오해들

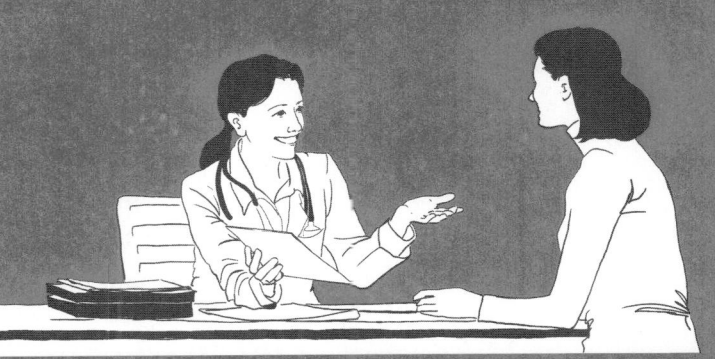

갱년기를 걱정하며 병원을 찾는 분들이 가장 자주 하는 질문은 뭘까요? 갱년기, 특히 호르몬치료를 둘러싼 공포의 상당수는 과장되었거나 오해에서 비롯된 잘못된 정보에 기인합니다. 갱년기는 어느 날 갑자기 훅 찾아오는 사건이 아닙니다. 많은 여성들이 '설마 이제부터 갱년기?'라는 불안과 '아직 아닐 거야'라는 부정을 오가며 혼란을 겪습니다. 1부에서는 갱년기에 관련해 가장 흔하면서도 잘못 알려진 이야기들을 명확하게 바로잡아보겠습니다. 오해를 걷어내는 것, 그것이 갱년기 관리의 첫 단계입니다.

Q1.

호르몬치료 받으면 암 걸린다는데요?

갱년기 진료실에서 가장 자주 듣는 질문을 하나만 고르라고 하면 단연 이 질문입니다.

"호르몬치료는 유방암을 일으킨다던데요. 저는 절대 하면 안 되는 치료 아닌가요?"

많은 분들이 이 한 문장을 마치 '절대적인 진실'처럼 받아들이고, 몇 년 동안 심각한 증상을 참고 지냅니다. 머리가 뜨겁고 가슴이 두근거려 잠을 설치면서도, 호르몬치료를 고민하다가 결국 포기하는 분들을 자주 봅니다. 공포는 그만큼 강력합니다.

먼저 결론부터 분명히 말씀드립니다. 호르몬치료를 한다고 해서 여성의 유방암 위험이 증가하는 것은 아닙니다.

그렇다면 이 '호르몬치료=유방암'이라는 공포는 어디에서 시작됐을까요? 이 오해는 2002년 WHI_{Women's Health Initiative} 연구 발표에서 시작되었습니다. (이에 대한 더 자세한 이야기는 151쪽을 참고하세요.)

당시 언론은 연구결과의 '일부만' 뽑아 "호르몬치료=암의 원인"이라는 헤드라인을 반복했습니다. 문제는 이 연구에 참여한 여성들의 평균 연령이 63세였고, 대부분이 이미 완경 후 10년 이상 지난 여성이었다는 점입니다. 비만·고혈압·당뇨 등 기저질환 비율도 높았습니다. 즉, 현재처럼 45~55세에 갱년기 초기 증상을 겪고 치료를 고민하는 여성과는 조건이 전혀 다릅니다.

그럼에도 오해가 널리 퍼지면서, 여성들은 가장 치료 효과가 좋은 시기를 놓치게 되었고, 의료계에서는 이를 '잃어버린 20년'이라고 부르기도 합니다.

이럴 줄 알았다면 5년을 안 버텼을 텐데

"호르몬치료 했다가 큰일 날 뻔했다는 글을 봤어요."

50대 초반의 한 환자분은 한 신문 기사와 인터넷에 올라온 병원 후기만 보고 호르몬치료를 몇 년간 거부했습니다. 그러나 안면홍조가 심해 회사에서 프레젠테이션을 하다 얼굴이 불타오르듯 붉어지는 일이 반복되었고, 불면이 계속되면서 우울감까지 찾아왔습니다.

진료실에서 저는 환자분에게 조용히 설명드렸습니다.

"기사에서 본 그 사례는, 치료가 '잘못' 이루어진 경우입니다. 호르몬치료 자체가 문제였던 게 아니라, 개인 위험 평가 없이 무턱대고 시작한 것이 문제였지요."

이분은 정밀검사를 통해 본인의 위험도를 확인하고, 가장 낮은 용량의 경피형 제제로 치료를 시작했습니다. 3개월 후, 얼굴이 붉어지는 증상은 거의 사라졌고, 밤에 한 번도 깨지 않고 자는 날이 늘어났습니다. 그리고 마지막 진료에서 이렇게 말했습니다.

"이럴 줄 알았으면 5년을 버티지 않았을 텐데요."

결론적으로, 호르몬치료가 '누구에게나 위험하다'는 말은 사실이 아닙니다. WHI 이후 더 정교한 연구들이 수십 편 발표되었고, 결론은 매우 일관됩니다.

· 적절한 시기에 시작한 호르몬치료는 유방암 위험을 유의하게 높이지 않습니다.
· 오히려 심한 안면홍조, 불면, 감정기복, 질 건조증 등 삶의 질을 떨어뜨리는 증상 완화 효과가 확실합니다.
· 골다공증 예방에는 명확한 근거가 있습니다.
· 완경 직후 치료를 시작하는 경우 일부 여성에게는 심혈관질환 위험이 감소하기도 합니다.

특히 '타이밍 창window of opportunity'이라는 개념이 중요합니다. 완경 직후 10년 안, 즉 평균 50대 초반에 시작한 호르몬치료는 이점이 크고 위험은 낮습니다. 반면 완경 후 10~15년이 지난 뒤, 그러니까 대략 60대 중반 이후에 처음 시작하는 치료는 위험이 더 커질 수 있습니다.

때문에 "호르몬치료는 위험하다"가 아니라, "언제 시작하느냐가 중요하다"라고 말하는 것이 정확합니다.

호르몬치료, 조심해야 할 사람도 있다

"제 친구는 호르몬치료 하고 살이 엄청 쪘다던데요?"

이 역시 진료실에서 자주 듣는 이야기입니다.

이 친구분의 경우, 실제로는 호르몬치료 때문에 살이 찐 것이 아니라 운동량 감소·야식 섭취 증가·수면장애로 인한 대사 변화가 원인이었습니다. 하지만 사람은 불편한 변화가 생기면 가장 최근에 시작한 '하나의 사건'에 원인을 돌리기 쉽습니다.

호르몬치료 초기에는 부종으로 인한 경미한 체중 변화가 있을 수 있습니다. 그러나 대부분 1~2개월 내 안정되며, 장기적으로는 체중 변화가 거의 없습니다. 오히려 수면이 안정되고 우울감이 완화되면서 생활습관을 관리하기 쉬워지는 경우가 더 많습니다.

그러면 누가 조심해야 할까요? 다음과 같은 경우는 호르몬치료를 피하거나, 더 세밀한 위험평가가 필요합니다.

· 유방암 과거력

· 혈전증(심부정맥 혈전증·폐색전증 등) 과거력

· 유전적 고위험군(BRCA 변이 등)

· 중증 간질환

· 원인 불명의 비정상 자궁출혈

즉, 호르몬치료는 '모두에게 위험한 치료'가 아니라 '선별과 조절이 필요한 치료'입니다. "하느냐 vs 하지 않느냐"의 문제가 아닙니다. 누가, 언제, 어떤 제제로, 어떤 방식으로, 얼마나 사용하느냐가 치료의 안전성을 결정합니다.

그래서 저는 늘 이렇게 말합니다.

"호르몬치료는 두려워해야 하는 치료가 아니라, 정확하게 알고 선택해야 하는 치료입니다."

자, 이제 정말 중요한 질문은 이것입니다.

"저는 호르몬치료를 받아도 되는 사람인가요?"

Q2.

이 나이에 이런 증상,
정상인가요?

우리나라 여성의 평균 완경 연령은 만 49.7세입니다. 이를 기준으로 보통 45세에서 55세까지를 갱년기라 이르고는 합니다.

하지만 이는 말 그대로 평균치일 뿐 개인차가 커서 40대 초반에 완경이 될 수도 있고, 50대 중반에 될 수도 있습니다. 따라서 이를 전후한 갱년기 기간도 개인마다 천차만별일 수밖에 없습니다. 갱년기를 몇 살부터 몇 살까지라고 규정하기보다는, 완경 시점(마지막 생리)을 기준으로 전후 기간을 합산한 유연한 개념으로 이해해야 합니다. 갱년기는 다음과 같이 크게 네 단계로 나눌 수 있습니다.

완경 이행기 초기

- **시기:** 보통 40대 초반에서 40대 중반에 시작됩니다.
- **특징:** 생리 주기가 짧아지거나 길어지는 등 불규칙해지기 시작합니다. 마치 초경을 시작하고 몇 년간은 생리가 들쭉날쭉하는 것과 비슷합니다. 에스트로겐 수치가 변동하면서 가벼운 감정 기복이나 수면 변화를 느낄 수 있습니다.

완경 이행기 후기

- **시기:** 보통 40대 후반입니다.
- **특징:** 호르몬 변동 폭이 가장 커지며 안면홍조, 야간 발한, 심한 불면 등 가장 뚜렷하고 괴로운 증상들이

나타나는 시기입니다.

완경

- **시기:** 우리나라 여성의 평균 완경 연령은 만 49.7세로 보고됩니다.
- **특징:** 마지막 생리일로부터 12개월이 지났을 때를 기준으로 합니다.

완경 후 기간

- **시기:** 보통 50~55세까지지만, 10년 넘게 이어지는 경우도 있습니다.
- **특징:** 완경 후부터 호르몬 결핍으로 인한 각종 증상이 지속되다가, 새로운 상태에 몸이 적응하면서 점차 안정을 찾아갑니다. 하지만 이때부터 에스트로겐 부족으로 인해 비만, 심혈관질환, 골다공증 등의 위험이 급격히 증가하므로 적절한 관리가 필요합니다.

"제 나이에 완경이 되는 게 정상인가요?"

진료실에서 가장 많이 받는 질문 중 하나입니다. 결론부터 말씀드리자면, 그렇게 물어보는 분들 중 99퍼센트가 정상입니다.

앞에서 말씀드렸다시피 완경 나이는 개인차가 큽니다. 게다가 월경 시작 시기가 과거에 비해 빨라지고 스트레스나 오염 물질 노출 등 여러 환경적 요인이 겹치면서, 요즘은 40대 초중반에 완경을 겪는 분들이 의외로 많습니다. 주로 이 나이대의 분들은 갱년기는 아직 자신과 거리가 먼 이야기라고 생각하기 때문에 큰 병이 난 것은 아닌지 걱정하기도 합니다.

저도 평균보다 훨씬 이른 나이인 43세에 완경을 맞았기 때문에, 그 두려움을 충분히 이해합니다. 저는 심지어 직업이 산부인과 의사인데도, 열감 증상이 몇 달 동안 지속되고 나서야 '완경'이란 가능성을 떠올렸으니까요. 하지만 만 40세 이후의 완경은 대부분 자연스러운 몸의 변화입니다.

의학적으로 문제가 되는 조기 완경이란 만 40세 이전

에 완경이 되는 것으로, 난소 기능 부전POI, Premature Ovarian Insufficiency에 해당합니다. 20대 혹은 30대에 생리를 3개월 이상 하지 않는다면, 산부인과에 들러 진찰을 받아보는 것이 좋습니다. 조기 완경의 경우, 에스트로겐이 없이 살아가는 기간이 훨씬 길어지기 때문에 전문의와 상의하여 체계적으로 관리하는 것이 더 중요합니다.

요즘 우리나라에서도 조기 완경에 대한 관심이 많아져서, 생리가 없으면 '내가 조기 완경인가?' 걱정하며 병원을 찾는 분들도 많습니다. 현대에는 완경을 늦추는 요인과 앞당기는 요인이 모두 있기 때문에 조기 완경이 실제로 최근 더 증가했는지는 아직 결론 내리기 어렵습니다.

좋은 음식들과 건강관리, 적정 체중 유지는 난소를 건강하게 하고 완경을 늦추는 요인입니다. 완경을 앞당기는 요인으로는 관리되지 않는 스트레스, 불규칙한 식습관, 환경오염으로 인한 호르몬 교란 물질 증가 등이 꼽힙니다. 특히 현대인의 만성적인 스트레스와 수면 부족은 호르몬 조절 시스템에 교란을 일으켜 난소 기능 저하를 가속화할 수 있고, 초가공식품을 즐겨 먹는 식습관은 난소 기능을 떨어뜨려 완경을 앞당길 수 있습니다.

조기 완경이 최근에 더 증가하는 것처럼 보이는데, 여기에는 사람들이 예전에 비해 더 많은 의학 관련 정보를 접하고 증상 관리를 위해 보다 적극적으로 병원을 찾기 때문에 진단 사례가 더 많이 보고되는 점도 반영되었을 겁니다.

많은 분들이 '완경 나이'라는 말을 들으면 마치 어떤 정해진 규칙이나 시험 기준처럼 받아들이곤 합니다. 그래서 평균치에서 조금만 벗어나도 자신에게 문제가 생긴 것처럼 불안해합니다. 하지만 의학적으로 완경은 개인의 건강 상태, 유전적 배경, 생활습관, 환경요인 등이 복합적으로 작용해 나타나는 '개인화된 사건'에 가깝습니다.

어떤 사람은 48세에 완경이 오고도 아무런 증상을 겪지 않아 금세 일상으로 복귀하는 반면, 어떤 사람은 52세에 완경이 왔지만 그 이전 수년간 극심한 안면홍조와 수면장애를 경험했을 수도 있습니다.

이처럼 갱년기의 시작과 끝은 '나이'라는 숫자보다는 신체 내부의 호르몬 변화 속도에 훨씬 더 크게 좌우됩니다. 따라서 평균 연령은 참고만 하되, 그것을 기준 삼아 자신의 몸을 판단하는 것은 도움이 되지 않습니다.

우리 엄마는 증상이 없었는데, 왜 저만 이런가요?

세대 차이도 큽니다.

갱년기라는 개념이 지금처럼 광범위하게 인식되고 의학적으로 논의되기 시작한 것은 그리 오래된 일이 아닙니다. 사실 우리 어머니 세대만 해도 '갱년기 증상'이라는 것이 명확하게 정의되거나 공론화되지 않았죠. 갱년기가 '여성 건강의 중요한 전환기'로 주목받고 본격적인 치료와 연구가 이루어진 것은 20세기 중반 이후입니다.

이는 여성의 평균 수명이 늘어나면서 폐경 후의 삶이 길어진 것과도 관련 있습니다. 이전에는 60세만 넘어가도 남은 삶은 '덤'이라고 인식하는 것이 보통이었습니다. 하지만 현대 의학의 발전으로 여성의 수명이 80세 이상으로 늘어나면서 인생의 3분의 1 이상을 '완경 후의 삶'으로 살아가게 되었습니다. 완경 후 삶의 질이 중요해지면서 비로소 갱년기 관리의 필요성이 대두된 거죠.

우리 어머니 세대에는 지금처럼 정보 접근성이 높지 않았고, 자신의 신체적·정신적 불편함을 이야기하는 것이 익숙하지 않았습니다. 더군다나 '참는 게 미덕'이던 시대이기도 했죠. 갱년기 증상, 특히 우울감이나 감정 기복은 '나이 들어서 오는 병'이나 '개인의 문제'로 치부되었습니다. '여자라면 참고 견뎌야 한다', '고생스럽지만 다 지나는 과정'이라는 사회적 분위기 속에서 많은 여성들이 자신의 증상을 피곤함, 스트레스, 화병 등으로 여기며 묵묵히 견뎌왔을 겁니다.

따라서 "우리 엄마는 괜찮았는데 왜 나는 힘들까?"라는 비교는 부정확합니다. 지금의 우리는 더 오래 살고, 더 복잡한 스트레스 환경에서 일하며, 더 많은 정보를 접하고 있기 때문에 오히려 증상을 더 분명하게 느끼고 표현할 수 있는 시대에 살고 있는 것입니다. 이는 약함이 아니라 건강한 자기인식의 발전입니다.

덧붙여, 완경 시기보다 중요한 것은 그 시기에 겪는 증상의 '강도'입니다. 완경 시기가 평균 연령보다 조금 빨라도 증상이 경미한 분이 있는 반면, 완경은 평균 연령에 찾아왔지만 극심한 안면홍조, 수면장애 등으로 일상생활이 무너질 만큼 큰 불편을 겪는 분도 있습니다.

결론적으로, '나는 왜 벌써부터 이러지?', '친구들은 멀쩡한데, 나만 왜 이럴까?' 하며 미리 걱정하거나 두려워할 필요는 없다는 말입니다. 갱년기는 남들과 보조를 맞춰야 하는 경주가 아니니까요. 정답도 없고, 표준도 없습니다. 자기 몸의 속도와 리듬을 존중하면 됩니다. 중요한 건 내 몸의 변화를 인지하고, 그걸 두려움이 아닌 이해로 바라보는 자세입니다.

갱년기를 질병처럼 받아들이면 매 순간이 불안하고 두려워집니다. 하지만 갱년기는 신체가 새로운 환경을 학습하는 과정이며, 적절한 관리와 이해를 통해 삶의 질을 유지하거나 오히려 높일 수도 있는 시기입니다. 증상은 '나에게 문제가 생겼다'는 경고가 아니라, 새로운 균형을 만들기 위한 몸의 신호로 해석하는 것이 훨씬 생산적입니다.

Q3.

출산을 안 하면 갱년기가
더 힘들다던데요?

결혼 여부와 갱년기 증상 또는 시기 사이의 직접적인 의학적 연관성은 명확하게 입증되지 않았습니다. 다만 결혼 후 관계의 만족도가 우울감, 불안감, 수면의 질 같은 갱년기의 심리적 증상에 간접적으로 영향을 미칠 수는 있습니다. 안정된 심리적 지지 기반은 스트레스 대처 능력을 키워 갱년기 증상을 덜 심각하게 느끼게 할 수 있습니다. 반대로 불안정한 관계나 사회적 고립은 심리적 증상을 악화하는 요인이 될 수 있습니다.

갱년기 진료에서 가장 크게 느끼는 것은 '누가 곁에 있는가'가 증상의 주관적 고통 정도에 매우 큰 영향을 미친다는 사실입니다. 같은 정도의 열감과 불면을 겪더라도, 곁에서 그 불편을 함께 인지해주고 도와주는 사람이 있는 경우 훨씬 빠르게 회복하거나, 증상을 심각하게 받아들이지 않는 경우가 많습니다.

한 부부는 아내가 새벽마다 홍조와 발한으로 잠에서 깨자, 남편이 시원한 물을 준비하고 창문을 열어주는 일을 매일 반복했습니다. 의학적 치료도 필요했지만, 무엇보다 아내가 "혼자가 아니다"라는 감정을 갖게 되면서 수면의 질이 빠르게 개선되었습니다. 이처럼 정서적 유대는 치료 효과를 높이는 실제적 자원이 됩니다.

갱년기로 힘들어하는 아내가 걱정되어 같이 내원하는 남편분들도 있습니다. 그분들은 아내 옆에서 진지하게 설명을 듣고 아내의 걱정되는 증상들을 적극적으로 알려주기도 합니다. 아내가 힘들어할 때 본인이 무엇을 해야 도움이 될지 묻고, 실제로 노력하기도 합니다. 이런 경우에는 환자분의 증상이 심각하더라도 저는 크게 걱정하지 않습니다. 대부분 갱년기 변화에 잘 적응하고 증상도 빨리 좋아지기 때문입니다. 실제 연구 결과에서도 남편의 관심과 애정, 즉 정서적 지지는 갱년기 증상의 완화에 중요한 역할을 합니다.

최근 연구들은 결혼 여부보다 관계의 질, 그리고 결혼 외의 다양한 인간적 연결망이 갱년기 적응에 중요한 역할을 한다는 점을 강조합니다.

· 정서적으로 지지하는 친구 관계
· 일상에서 자주 마주치는 동료와의 안정적 관계
· 정기적으로 감정을 나눌 수 있는 커뮤니티

이런 요소들이 모두 스트레스 반응을 안정시키고, 자율신경계의 과도한 항진을 막아 갱년기 증상을 완화하는 방향으로 작용합니다. 즉, 법적 관계보다 중요한 것은 '내가 안전하다고 느끼는 사람들과의 연결'입니다.

출산 여부는 생각보다 중요하다

결혼 여부와 관계없이 출산을 한 적이 있는지는 갱년기 시기와 직접적으로 연관이 있습니다. 임신 기간에는 배란이 이루어지지 않으므로 자연스럽게 난소가 쉬기 때문입니다. 따라서 출산 횟수가 많을수록 완경 연령이 늦춰질 수 있습니다. 그렇다고 해서 출산 횟수에 정비례해서 완경 연령이 늦춰지는 것은 아니고, 2~3회 출산 시 평균보다 유의미하게 완경 연령이 높아진다는 연구 결과들이 있습니다.

임신과 출산은 여성의 호르몬 체계를 극적으로 변화시키는 사건입니다. 임신 중에는 여성호르몬인 에스트로겐과 프로게스테론 농도가 평소의 수십 배까지 상승하고, 출산 직후에는 이 수치가 급격히 떨어지면서 몸이 다시 재조정 단계를 거칩니다. 이 과정에서 호르몬 조절 기관인 시상하부-뇌하수체-난소 축HPO axis이 일종의 '기억'을 갖게 되는데, 임신과 수유 경험이 많은 사람일수록 이 축이 좀 더 안정적으로 반응하는 경향이 있다는 연구들도 있습니다.

이 때문에 일부 연구에서는 출산 경험이 있는 여성이 갱년기 이행기의 증상을 더 부드럽게 지나가는 경향이 있다는 결론을 내리기도 합니다. 물론 개인차가 크고 절대적인 법칙은 아니지만, 임신과 출산이 신체에 남기는 호르몬적 흔적이 갱년기 진입 방식에도 영향을 미친다는 점은 충분히 관찰되는 현상입니다.

모유 수유도 임신·출산과 유사하게 호르몬 변화를 가져오고, 이는 갱년기 시기에 직접 영향을 미칩니다. 모유 수유 기간에는 프로락틴prolactin이 상승하며 자연스럽게 배란이 억제됩니다. 이 때문에 수유를 오래 한 여성은 생리 재개 시점이 늦춰지고 결과적으로 난소의 총 '가동 시간'이 상대적으로 줄어드는 셈이죠. 이 효과는 출산 횟수와 수유 기간이 길수록 누적됩니다.

출산 횟수가 얼마나 되어야 하는지, 수유를 얼마나 오래 해야 하는지는 연구 결과마다 조금씩 차이가 있긴 하지만, 출산을 하지 않은 경우보다는 출산을 2~3회 한 경우, 충분히 수유를 한 경우 완경이 늦춰진다는 결론은 비슷합니다. 그러나 이 역시 '유의미한 경향'일 뿐, 개인이 체감하는 정도는 미미한 편입니다.

출산 경험이 없는 여성의 갱년기

이런 정보를 접하면 출산 경험이 없는 경우 갱년기가 더힘들까 걱정하는 분들이 있습니다. 하지만 이는 과도한우려에 가깝습니다. 출산이나 모유 수유가 각각 단독 요인으로 갱년기에 영향을 미치는 것은 아닙니다. 유전부터 생활습관에 이르기까지 복합적으로 작용하는 수많은요인 가운데 한 가지일 뿐입니다. 더구나 갱년기 증상의심각도는 출산 및 수유 여부와 특별한 관계가 입증되지않았습니다. 출산이 난소 기능을 '잠시 쉬게 하는 효과'가 있는 것은 사실이지만, 난소 기능을 결정하는 핵심 요소는 여전히 유전적 요인, 난소의 예비능력ovarian reserve, 생활습관, 전반적인 건강 상태입니다.

현대 의학에서는 갱년기 시기를 예측하거나 이해할 때 AMH항뮬러관호르몬를 중요한 지표로 봅니다. AMH는 현재난소에 남아 있는 난포의 '예비량'을 보여주는 수치로, 출산 여부보다 이 값이 완경 시기에 훨씬 더 밀접하게 연관됩니다.

예를 들어 AMH가 선천적으로 낮게 형성된 여성은 출산 경험이 있다 해도 비교적 빠르게 완경을 맞을 수 있습니다. 반대로 AMH가 높은 여성은 출산을 하지 않아도 완경 시기가 늦을 수 있습니다.

즉, 출산 경험은 영향을 미치는 변수 중 하나일 뿐, 핵심 요소는 여전히 난소 자체의 생물학적 특성입니다. 실제로 진료실에서는 출산 경험과 관계없이 갱년기를 편안하게 지나는 여성들을 많이 만납니다.

그러니 '나는 아이를 안 낳아서 갱년기 증상이 더 심하지 않을까?'라며 미리 걱정할 필요도 없고, '수유를 오래 했는데 나는 왜 이렇게 힘들지?'라며 의아해할 이유도 없습니다. 저는 아이를 낳고 모유 수유도 했지만 평균보다 훨씬 일찍 완경이 되었고, 갱년기 증상도 심한 편이었습니다. 뒤에서 천천히 이야기하겠지만, 갱년기는 단순한 한 가지 요소가 아니라 지금까지 살아온 삶의 다양한 요소가 모여서 만들어내는 결과입니다.

Q4.

갱년기는 그냥 늙어서
오는 병 아닌가요?

진료실에 내원한 분들과 대화를 나누다 보면, "저 이제 갱년기인 건가요? 아직 생리를 하는데요?" "갱년기랑 완경이랑 같은 말 아닌가요?"라는 질문이 많이 나옵니다.

의외로 완경이 정확히 뭔지, 갱년기가 정확히 뭔지 잘 모르시거나 두 개념을 혼동해서 사용하는 경우가 많습니다. 주변 친구들끼리도 "갱년기가 왔대" "완경됐다더라" 같은 표현을 섞어 쓰곤 하고요. 미디어에서는 겁을 주는 카피와 자극적인 정보가 넘쳐나다 보니, 정확한 개념보다 '갱년기=여자 인생의 끝' 같은 막연한 불안이 먼저 자리를 잡습니다.

하지만 의학적으로 두 용어의 구분을 바로잡는 것만으로도 앞으로 일어날 몸의 변화를 훨씬 차분하게 받아들일 수 있습니다. 갱년기를 이해하는 첫걸음은, 이 두 단어가 가리키는 '시간의 성격'이 전혀 다르다는 사실을 아는 것입니다.

완경, 되돌릴 수 없는 '사건'

완경은 말 그대로 마지막 생리가 끝난 후 12개월 동안 생리가 없을 때 내리는 의학적 진단입니다. 즉, 완경은 '기간'이 아니라 '시점', 한 번 지나가면 돌아오지 않는 단일한 사건입니다. 난소 기능이 완전히 정지했다는 뜻이고, 이로 인해 임신이 불가능해지며 여성호르몬 분비도 사실상 중단됩니다.

많은 분들이 "갑자기 생리가 뚝 끊겼는데, 이게 완경인가요?"라고 묻지만, 사실은 12개월을 지켜봐야 정확히 말할 수 있습니다. 생리가 몇 달 쉬었다가 다시 돌아오는 경우도 흔하거든요. 이 때문에 완경 여부를 그때그때 확정하지 않고, 일정 시간의 관찰이 필요한 것입니다.

완경은 왜 일어날까요?

여성의 몸은 태어날 때 이미 평생 쓸 난자를 모두 가지고 태어납니다. 사춘기 무렵엔 약 30만 개가 남아 있지만, 매달 생리 때마다 배란되지 않은 난자가 소실됩니다. 그래서 완경 무렵에는 난자 수가 1000개 이하로 떨어지고, 난소는 더 이상 호르몬을 합성할 여력이 없어집니다.

모든 난자가 서서히 소진되어 도달하는 생물학적 종착점. 그것이 바로 완경입니다.

갱년기, 몸이 재조정되는 '전환기'

반면 갱년기는 완경 전후로 수년간에 걸친 '전환기' 전체를 아우르는 포괄적인 개념입니다. 이 기간에는 난소 기능이 점차 저하되면서 호르몬 수치가 심하게 변동합니다.

갱년기는 보통 완경 5년 전부터 시작되어 완경 후 5년까지 이어지는 긴 과정입니다. 갱년기는 난소 기능이 떨어지는 만큼 호르몬 수치가 요동치고, 몸과 마음이 새로운 균형을 찾으려고 애쓰는 기간입니다.

규칙적이던 생리주기가 불규칙해지거나 생리량이 눈에 띄게 변한다면 이미 갱년기가 시작된 것일 수 있습니다. 완경 직전의 몇 년을 의학적으로는 '완경 이행기'라고 부르는데, 갱년기 하면 흔히 떠올리는 안면홍조, 불면증, 감정 기복 등의 다양한 증상이 가장 격렬하게 나타나는 시기입니다.

하지만 개인차가 커서 어떤 사람은 "남들처럼 고생을 안 해서 난 아직 아닌 줄 알았어요."라고 하기도 하고, 반대로 "이렇게 힘든데 완경하면 더 나빠지나요?"라고 불안해하기도 합니다.

끝날 거면 좀 곱게 끝날 것이지, 왜 우리를 이렇게 힘들게 하는 걸까요? 그 이유는 간단합니다. 몸은 지금 전혀 새로운 환경을 처음 경험하고 있기 때문입니다.

모든 증상은 에스트로겐 고갈로부터 시작됩니다. 체내

에 에스트로겐이 줄어들면 우리 몸의 '지휘 본부'인 뇌(시상하부)는 난소에 '에스트로겐을 더 많이 만들어!'라는 명령을 내리기 위해 난포자극호르몬을 평소보다 훨씬 많이 분비합니다. 하지만 난소는 응답하지 못합니다. 이 지휘 본부와 난소 간의 혼란, 즉 호르몬의 불균형이 바로 안면홍조, 식은땀, 심박수 증가, 감정의 파동 등 갱년기의 수많은 증상을 유발하는 근본적인 원인입니다.

에스트로겐이 더 이상 분비되지 않고 나서야 우리는 이전까지 '임신'이나 '생리'에만 관련이 있다고 생각해온 이 호르몬이 우리 신체 곳곳에서 얼마나 많은 일을 하는지 깨닫게 됩니다. 사실 에스트로겐은 여성의 노화를 막아주는 방패이자 전신을 관리하는 '멀티 플레이어' 같은 역할을 하는 호르몬입니다.

- **뇌:** 신경세포를 보호하고 세로토닌, 도파민과 같은 신경전달물질을 조절해 인지 기능, 기억력, 기분 조절에 영향을 미칩니다.
- **피부:** 콜라겐 합성과 수분 유지에 중요한 역할을 합

니다.

· **뼈:** 뼈를 생성하는 조골세포를 활성화하고, 불필요한 뼈조직을 파괴·흡수하는 파골세포를 억제하여 뼈가 단단하게 유지되도록 돕습니다.

· **혈관:** 혈관 내피 기능을 유지하고, 혈관을 이완해 혈압을 낮추는 산화질소 분비를 돕고, 혈관 벽의 산화 스트레스와 염증 반응을 억제합니다. 완경 전의 여성이 같은 연령대 남성보다 심혈관질환 위험이 낮은 이유 중 하나입니다.

완경이 오고 에스트로겐 분비가 확연히 줄어들면, 이 방패가 한순간에 사라지는 듯한 공백이 생깁니다. 갱년기 증상은 단순히 '불편한 증상'이 아니라, 새로운 조건에 적응하기 전 나타나는 몸의 시행착오라고 이해하면 됩니다.

이 둘의 차이를 정확히 이해하면, 이런 변화가 '이유 없는 고통'이 아니라는 사실이 보입니다. 완경은 지나가는 사건이고, 갱년기는 그 사건을 준비하고 통과해 새로운 몸의 시스템을 구축하는 재조정의 시기입니다. 즉, 갱년기는 '마침표'가 아니라 쉼표, 더 정확히 말하면 새 리듬을 찾는 조율의 시간입니다. 이 사실을 안다는 것만으로도 자신의 몸을 훨씬 덜 두려워하고, 변화에 주도적으로 대응할 수 있게 됩니다.

Q5.

갱년기가 오면 치매나 심장병 위험이 확 오른다면서요?

갱년기 증상을 생각하면 대부분 안면홍조, 열감, 불면 같은 '당장 불편한 것들'을 떠올리지만, 사실 더 중요한 변화는 보이지 않는 곳에서 조용히 진행됩니다.

에스트로겐 감소는 단순히 생활의 질을 떨어뜨리는 수준을 넘어, 여성의 중·노년기 건강 전체의 판도를 바꾸는 사건입니다. 특히 심혈관질환과 치매는 갱년기 관리가 중요한 이유를 가장 분명하게 보여주는 영역입니다.

에스트로겐은 '심장 보호 호르몬'

가임기 여성은 남성보다 심혈관질환 발생률이 낮습니다. 그 이유는 에스트로겐이 혈관을 보호하고 있기 때문입니다. 실제로 50세 이전에는 남성이 심근경색·협심증 등 혈관 질환에 훨씬 취약하죠.

에스트로겐은 다음과 같은 방식으로 심장을 지켜줍니다.

- 혈관을 부드럽게 유지하고,
- 나쁜 콜레스테롤LDL 축적을 줄이고,
- 혈관 내피 기능을 개선하며,
- 혈압을 안정적으로 유지시키는 데 도움을 줍니다.

그런데 완경이 되면 이 보호막이 한순간에 사라집니다. 그래서 완경 이후 여성의 심혈관질환 위험은 가파른 속도로 남성과 비슷한 수준까지 증가합니다.

한 환자는 "평생 혈압 문제 한 번도 없었는데 51세 완경 이후 갑자기 혈압이 올랐다"며 놀라서 병원을 찾았습니다. 혈액검사를 해보니 콜레스테롤 수치도 함께 상승했죠.

이런 경우는 매우 흔합니다. '에스트로겐 감소 → 내장지방 증가 → 혈압·혈당·콜레스테롤 상승'이라는 흐름을 정확하게 따른 케이스입니다.

그러면 어떻게 해야 할까요?

· 정기검진(혈압, 공복혈당, 콜레스테롤, 간 기능)은 필수입니다.
· 주 3~5회, 30분 이상 유산소 운동은 심혈관 보호 효과가 가장 확실합니다.
· 지나치게 기름지고 짠 음식, 가공육, 당류는 줄여야 합니다.
· 필요 시 호르몬치료가 심혈관 위험을 줄이는 데 도움이 되기도 합니다(특히 완경 초기 시작 시).

갱년기 심혈관질환 관리는 '나중의 일'이 아니라 바로 지금 시작해야 하는 건강의 골든타임입니다.

에스트로겐과 치매 위험

많은 분들이 에스트로겐의 '뇌 기능 유지 역할'을 모르고 있습니다. 에스트로겐은 단순히 생리와 출산만 관장하는 호르몬이 아니라, 뇌세포의 성장·보호·재생을 돕는 중요한 신경영양 인자입니다. 그래서 완경 후 에스트로겐이 급격히 감소하면 다음과 같은 증상이 나타날 수 있습니다.

· 기억력 저하
· 집중력 감소
· 감정 조절 어려움
· 인지 처리 속도 감소

이는 단순히 '깜빡깜빡하는 나이인가 보다'로 넘길 일이 아닙니다. 특히 알츠하이머병은 여성에게 더 많이 발생하며, 완경 이후의 에스트로겐 감소가 중요한 기여 요인으로 꼽힙니다.

왜 그런지 간단히 설명드리겠습니다. 에스트로겐은 뇌

에서 다음 기능들을 돕습니다.

· 해마(기억 저장소) 활성화
· 신경세포 간 연결 강화
· 뇌 혈류 증가
· 베타아밀로이드(알츠하이머 병리 단백질) 축적 억제

완경 후 이 보호 효과가 사라지면서 뇌는 '속도 조절 장치'를 잃은 것처럼 더 빠르게 노화의 영향을 받게 됩니다. 그렇다면 치매를 예방하기 위해 갱년기를 어떻게 넘겨야 할까요?

· 두뇌 활동(독서, 학습, 퍼즐)은 인지 예비 능력을 높여 치매 위험을 낮춥니다.
· 사회적 고립 예방도 매우 중요합니다. 대화를 나누는 사회적 상호작용이 뇌 기능을 보호합니다.
· 규칙적인 운동은 단일 생활습관 중 '치매 예방 효과 1위'로 꼽힙니다.

· 무엇보다, 필요 시 호르몬치료는 인지 기능 보호 효과가 있다는 결과들이 축적되고 있습니다(완경 초기 시작 시 가장 효과적입니다).

· 수면 관리는 필수입니다. 수면 중 베타아밀로이드가 제거되기 때문입니다.

갱년기는 불편한 시기가 아니라 '전신 건강의 분기점'

많은 분들이 갱년기를 '대충 지나가겠지'라고 생각합니다. 그러나 갱년기 관리는 노년기 건강을 결정하는 가장 중요한 골든타임입니다. 심혈관질환, 치매, 골다공증, 대사증후군… 모두 이 시기에 관리가 시작되어야 향후 30~50년의 삶의 질이 달라집니다.

그래서 갱년기 관리의 핵심은 이렇게 정리할 수 있습니다. 지금의 불편함을 줄이기 위해서가 아니라, 앞으로의 인생을 지키기 위해서 갱년기 관리는 반드시 필요합니다. 조금만 더 일찍 알고, 조금만 더 일찍 대비하면 여성의 인생 후반부는 훨씬 더 건강하고 독립적인 시간으로 바뀔

수 있습니다. 갱년기는 쇠퇴의 신호가 아니라, 건강 전략
을 새롭게 설계해야 하는 전환점입니다.

Q6.

완경을 늦추는 방법이 있다면서요?

진료실에서 40대 여성들에게 가장 많이 듣는 질문입니다. 현존하는 의학적 방법으로 완경이 되는 정확한 시기(날짜나 연도)를 예측하기는 어렵습니다. 가끔 애플리케이션으로 생리력을 쓰는 분들이 이 데이터로 완경 시기도 추측이 가능하지 않겠냐며 '예측'을 요청하지만, 불가능합니다. 하지만 검사를 통해 난소의 남은 여력을 짐작할 수는 있습니다. 현재 완경을 판단하는 검사는 두 가지가 있습니다.

· **AMH**_{Anti-Müllerian Hormone} **검사:** 난소의 예비 능력을 평가
하는 가장 중요한 지표입니다. AMH 수치가 급격히
떨어지면 완경이 임박했음을 짐작할 수 있지만, '언제'
완경이 올지 그 시점을 단정할 수는 없습니다.

· **FSH**_{Follicle-Stimulating Hormone} **검사:** 난소 기능이 떨어지면 뇌
가 난소를 자극하기 위해 FSH를 과도하게 분비하므
로, 이 수치가 높아지는 것은 갱년기 이행기에 들어섰
다는 신호입니다.

만약 AMH 수치가 매우 낮은데 아직 에스트로겐 수치
는 높고 FSH 수치는 낮은, 일반적인 완경 전 상태의 혈액
검사 결과를 보인다면 저는 환자분에게 6개월 정도 지나
서 다시 혈액검사를 해보기를 권합니다. 일반적으로 난소
의 기능은 급격하게 떨어지기 때문에 몇 개월 사이에 혈
액검사가 정반대의 결과를 보이기도 하기 때문입니다.

또 어떤 경우에는 FSH 수치가 이미 40mIU/ml를 넘어
완경 이행기를 가리키는데 환자분은 아직 정상적으로 생
리를 하기도 합니다. 보통 난소의 기능이 떨어지기 전에

FSH 수치가 먼저 증가하기 때문에 이런 경우를 흔히 볼 수 있습니다. 하지만 이 또한 난소의 기능이 떨어지고 있는 완경 이행기 상태이기 때문에 완경이 얼마 남지 않았다는 걸 알 수 있습니다.

즉, 현존하는 검사로는 '내가 갱년기 여정의 어느 지점에 와 있는가'를 파악하는 정도만 가능합니다.

갱년기 상담을 하다 보면 아직 완경이 되지 않은 40대 초중반 분들에게 "완경을 늦출 수 없을까요?"라는 질문을 꽤 많이 받습니다. 임신을 위해서라기보다는 여성호르몬이라는 보호막이 완전히 사라진 이후에 맞닥뜨릴 신체의 노화를 염려하는 경우가 대부분입니다.

어쩔 수 없이 맞닥뜨려야 한다면 가능한 한 그 시기라도 미루고 싶은 마음을 충분히 이해합니다. 평생 지긋지긋하기만 했던 생리를 이제 그만할 수 있는데도 마냥 기뻐할 수 없으니, 참 아이러니한 일이지요?

하지만 안타깝게도 완경 시기는 태어날 때부터 지닌 난자 수에 의해 결정되며, 이를 임의로 조절하기란 현재로서는 불가능합니다. 앞서 살펴보았듯이 출산이나 모유 수유가 완경 시기를 늦추는 데 영향을 미칠 수 있다고는 하지만, 완경 시기를 늦추는 목적으로 출산을 하거나 모유 수유를 하시는 분은 없으니까요. 제가 진료실에서 자주 듣는 '이렇게 하면 완경이 늦어지나요?' 질문을 몇 가지 추려서 완경 시기에 영향을 미치는 요인들과 그렇지 않은 요인들을 살펴보겠습니다.

운동을 많이 하면 완경을 늦출 수 있나요?

운동은 갱년기 '증상'을 완화하지만, '시기'를 늦추진 못합니다. 걷기, 달리기 등의 유산소운동은 갱년기의 불안감, 우울감, 불면증, 심지어 안면홍조까지 두루 완화하는 데 큰 도움이 됩니다. 특히 근력운동은 갱년기 이후의 뼈 건강 유지에 필수적입니다. 에스트로겐이 사라지면 근육량이 급격히 줄어들고(근감소증) 골다공증 위험이 높아집니다. 이때 충분한 단백질 섭취와 꾸준한 근력운동을 통해 근육량을 유지하면, 골다공증을 예방하고 낙상 위험을 줄일 수 있습니다.

그러나 앞서 말했듯 운동이 난소의 노화 시계 자체를 멈추지는 못합니다. 과도한 운동과 식이요법 등으로 체지방률이 15% 미만으로 극단적으로 낮아지면, 뇌가 몸이 '비상 상황'이라고 인식하여 일시적으로 생리가 멈추는 무월경 상태가 나타날 수는 있습니다. 하지만 이는 스트레스와 부족한 에너지로 생식 기능이 잠시 중단된 것에 불과하며, 난소의 수명 자체를 늘리지는 못합니다.

살을 빼면 완경을 늦출 수 있나요?

오히려 완경 시기를 더 앞당길 수도 있습니다. 극단적인 저체중이나 과체중인 경우 모두 완경 시기에 영향을 미친다고 알려져 있습니다.

· **저체중:** 일반적으로 저체중(BMI<18.5) 상태에서는 완경이 더 빨리 오게 되고, 조기 완경의 위험도 증가합니다. 급격한 체중 감소나 극단적 저체중은 앞서 말했듯이 일시적인 무월경을 유발할 수 있습니다.

· **비만:** 지방조직은 에스트로겐의 전구물질(에스트로겐 이전 상태의 물질)을 약한 형태의 에스트로겐으로 변환하는 역할을 합니다. 이 때문에 과체중(BMI 23~24.9) 또는 비만(BMI≥25)인 여성의 경우 마른 여성보다 완경 시기가 미세하게 늦춰질 수 있다는 연구가 있습니다. 그러나 이는 건강한 지연이 아닙니다. 비만은 갱년기 이후 심혈관질환, 당뇨병 등 만성질환 위험을 크게 높이므로, 완경 시기와 관계없이 적정 체질량지수(BMI 18.5~22.9)를 유지하는 것이 중요합니다.

담배를 피우면 완경이 늦어지나요?

정반대입니다. 흡연은 완경 시기를 앞당기는 가장 확실한 요인 중 하나입니다. 담배 속 유해 물질이 난소의 기능을 직접적으로 손상하기 때문입니다. 난소의 세포가 손상되면 난자 수는 빠르게 감소합니다. 따라서 흡연자는 비흡연자에 비해 평균 1~2년 더 일찍 완경이 되며, 갱년기 증상(특히 안면홍조)이 더 심하게 나타날 수 있습니다.

흡연 기간이 길수록, 흡연량이 많을수록 완경이 더 빨리 오게 되니 주의가 필요합니다.

향수를 많이 뿌리거나 플라스틱을 많이 쓰면 완경이 빨라진다던데요?

관련이 있습니다. 환경호르몬(내분비계 교란 물질)의 영향 때문입니다. 물론 향수 자체가 완경을 촉진하는 것은 아니지만, 향수와 화장품, 플라스틱 제품 등에 흔히 포함된 프탈레이트Phthalate와 비스페놀ABPA 같은 환경호르몬이 문제가 될 수 있습니다. 이러한 물질들은 우리 몸의 에스트로겐 수용체에 결합해 호르몬 대사를 방해하고 내분비계를 교란합니다. 일부 역학 연구에서는 환경호르몬에 장기간 고농도로 노출된 여성일수록 완경이 미세하게 빨라질 수 있다는 연관성이 보고되고 있습니다.

생활하며 이런 물질들을 완벽히 피하기는 어렵고, 미세한 차이이기 때문에 지나치게 신경 쓰며 스트레스를 받을 필요는 없지만(스트레스가 더 안 좋으니까요), 플라스틱 용기 대신 유리 용기를 사용하거나 성분이 단순한 향수나 화장품을 선택하는 등의 작은 노력은 권해드립니다.

여성호르몬 성분이 포함된 영양제를 꾸준히 먹으면 완경을 늦출 수 있나요?

특정 영양제가 완경을 늦출 수 있다는 명확한 증거는 없습니다. 달맞이꽃종자유나 석류 등에서 얻을 수 있는 성분들은 흔히 '식물성 에스트로겐'이라고 불립니다. 대표적으로 석류의 엘라그산Ellagic Acid이나 달맞이꽃종자유의 감마리놀렌산GLA이 여성 건강에 좋다고 널리 알려져 있는데, 갱년기 증상을 완화하는 보조적인 역할 정도입니다. 이 성분들은 인체 내 에스트로겐과 구조가 유사하여 에스트로겐 수용체에 약하게 결합함으로써, 주로 완경 이행기에 나타나는 안면홍조나 건조감 같은 증상을 일부 완화하는 데 도움을 줄 수 있다는 연구 결과가 있습니다. 그러므로 보조적인 건강 유지 목적으로만 섭취하는 것이 바람직합니다.

호르몬제를 미리 먹으면 완경을 늦출 수 있나요?

호르몬제의 성분은 이미 우리 몸 안에 있는 여성호르몬
입니다. 완경 전에 정상적으로 호르몬이 분비되고 있는
상태에서 약을 먹으면, 오히려 호르몬 균형을 깨뜨려 출
혈 등의 부작용을 불러올 뿐입니다. 호르몬치료에 사용
하는 호르몬제는 완경이 확인된 이후에 반드시 의사와
상의하여 복용해야 합니다. 이에 대해서는 뒤의 3부에서
자세히 다루겠습니다.

근육량을 늘리면 완경을 늦출 수 있나요?

단백질과 근육량이 완경 시기를 늦춘다는 직접적인 연구
결과는 없습니다. 완경 시기는 난소의 기능에 의해 결정
되기 때문입니다. 하지만 근육을 잘 만들어두는 것은 갱
년기 이후 삶의 질에 결정적인 역할을 합니다. 에스트로

겐이 사라지면 근육량 감소가 가속화되고 골다공증 위험이 높아집니다. 충분한 단백질 섭취와 근력 운동을 통해 근육량을 유지하면, 갱년기 이후 발생할 수 있는 낙상 위험을 줄이고 기초 대사량을 유지하여 건강한 노년을 보내는 데 큰 도움이 됩니다.

성관계를 자주 하는 여성은 완경이 늦어지나요?

성관계의 빈도 자체가 완경 시기를 늦춘다는 직접적인 증거는 없습니다. 그러나 '생식 활동의 지속성'이라는 맥락에서 해석하면 조금 다른 답변이 가능합니다.

완경은 난소 기능 저하로 인한 것이므로, 규칙적인 호르몬 순환이 지속되면 완경이 늦어질 수 있습니다. 규칙적인 성생활을 하는 여성들은 성욕 및 성기능이 비교적 잘 유지되고 있으며, 이는 에스트로겐 수치가 급격히 떨어지지 않고 유지되고 있음을 반영하는 간접적인 지표일 수 있습니다. 따라서 성관계를 자주 하는 것이 완경을 늦춘다기보다는 그 여성이 완경 이행기를 비교적 완만하게 겪고 있을 가능성이 있다는 해석이 더 합리적입니다.

완경이 되기 전에 준비해야 할 것들

여성이라면 누구에게나 찾아오는 완경이지만, 완경은 보통 슬픈 경험으로 받아들여집니다. 검사 후에 '완경 이행기에 들어섰다'는 진단을 받으면 많은 여성들이 불안감을 느끼며 뭘 먹어야 하는지, 특별한 주사를 맞아야 하는지 묻곤 합니다.

완경 시기를 늦추는 마법의 약은 없지만, 이 전환기를 건강하고 편안하게 보내기 위해 반드시 준비해야 할 것들은 있습니다.

첫째, 운동입니다. 앞서 살펴봤듯 운동한다고 완경이 늦춰지는 것은 아니지만. 운동으로 얻어지는 근육은 갱년기 이후 최고의 보호막입니다. 운동은 갱년기 증상 완화와 이후 건강을 위해 필수적입니다. 단순히 체중 조절을 넘어 에스트로겐 감소로 인해 급격히 찾아오는 근육량 감소와 골다공증 위험에 대비하기 위해서입니다.

이 시기에 운동을 할 때는 '살을 빼기 위한 공복 유산소 운동'에 집착하면 안 됩니다. 근력 운동을 반드시 병행해야 합니다. 충분한 근육량은 낙상 위험을 줄이고, 기초대사량을 유지하며, 골밀도를 유지하는 데 핵심적인 역할을 합니다.

요즘 유행하는 러닝을 비롯한 걷기 등의 유산소운동은 당연히 좋습니다. 불안, 우울, 불면 같은 심리적 증상을 완화하고, 안면홍조 등 혈관 운동 증상의 빈도와 강도를 낮추는 데 효과적입니다. 환자분들이 '한여름 새벽에 동네를 돌다 보면 아는 언니들 가끔 만나요. 저도 그 속을 알죠.'라고 해서 같이 웃었던 적도 있습니다.

다만, 운동을 할 때도 주의할 점이 있습니다. 운동을 하라고 권하면 대부분 동네 걷기, 뛰기를 가장 먼저 생각합니다. 그런데 갱년기에 체중이 갑자기 늘어난 상태에서 걷기와 뛰기는 오히려 무릎에 부담을 주어 무릎 통증을 얻는 경우가 있습니다. 이런 경우는 중력이 많이 작용하지 않는 운동, 예를 들어 실내자전거, 수영과 같은 운동을 먼저 시작하는 것이 좋습니다.

둘째, 인간관계입니다. 인간관계가 잘 형성된 사람들이 심지어 치매도 잘 걸리지 않는다는 다양한 연구들이 있습니다. 갱년기는 호르몬 변화로 인해 감정 기복과 우울감이 심해지는 시기입니다. 이때 안정적인 사회적 지지망(인간관계)은 심리적 증상을 경감시키는 중요한 완충지대가 됩니다.

배우자 및 가족과 소통할 때는 자신의 감정 변화와 신체 증상을 솔직하게 이야기하고 이해를 구해야 합니다. 취미 활동 및 사회 참여도 중요합니다. 고립되지 않고 긍정적인 사회 활동을 지속하는 것은 갱년기 우울증을 예방하고 자존감을 유지하는 데 큰 도움이 됩니다. 일을 하는 여성이, 하지 않는 여성보다 갱년기를 건강하게 보낼 수 있다는 보고들이 있습니다. 핵심은 '일을 통해 확보된 관계'입니다. 성취감을 느낄 수 있는 일을 하고, 주변 사람들과 소통하고, 이해받고 있다고 느끼는 감정이 여러분의 갱년기에 가장 큰 힘이 됩니다.

셋째, 정기적인 정기검진입니다. 열감과 땀이 난다고 해서 갱년기 증상이려니 하면서 그냥 지내다가 뜻밖의 병을 발견하게 되기도 합니다. 예를 들면 갑상선기능항진증, 췌장종양, 백혈병, 루프스 같은 질병들입니다. 이런 병들이 갱년기 시기와 겹치면서 뒤늦게 발견되기도 합니다.

또 40대 후반에 생리가 불규칙해지고 부정 출혈이 나타나면 대부분 이제 갱년기가 왔나 보다 하고 방치하는 경우가 많습니다. 하지만 40대 후반에는 양성·악성 질환들이 잘 나타나는 시기이기 때문에 비정상적으로 출혈이 많아지거나, 너무 오래 출혈이 있으면 반드시 검사를 해야 합니다.

갱년기에 부정 출혈이 있는 건 당연한데 무슨 검사를 하라는 거냐고 생각할 수 있습니다. 부정 출혈이 지속된다는 것은 여성호르몬의 자극이 계속적으로 있다는 뜻이고, 여성호르몬의 자극은 자궁내막증식증이나 자궁내막암을 유발할 수 있습니다.

완경이 되었거나 완경기에 접어들었는데 다시 출혈이 있으면, 이를 생리 재개로 착각하고 기뻐하는 경우도 있습니다. 그러나 여성은 남성과 달리 주기적인 출혈(생리)이 정상이기 때문에, 생리가 아닌 시기에 피가 나면 무조건 부정 출혈로 간주됩니다. 완경이 되었거나 완경이 확실시되는 시기에 출혈이 있으면 더욱 민감하게 반응해야 합니다.

부정 출혈의 원인은 다양합니다. 자궁근종, 자궁선근증, 난소 낭종, 자궁내막 증식증 등 질병일 수도 있지만, 사후 피임약 복용, 체중 변화, 스트레스 등 호르몬에 영향을 주는 사소한 변화 때문일 수도 있습니다. 본인이 평소 생리주기와 양(약 60~80ml)을 잘 관찰해두었다가, 평소와 다르거나 생리가 끊긴 후 출혈이 있다면 자가진단하거나 미루지 말고 가까운 산부인과에 방문해 확인해야 합니다. 대부분의 경우 괜찮지만, 아닌 경우에 대한 대응이 필요합니다.

평소에 건강검진을 정기적으로 해서 다른 질병들이 있는지 미리 확인해보는 것은 아무리 강조해도 지나치지 않습니다.

Q7.

엄마는 갱년기 증상이 없었다는데, 왜 나만 이래요?

"밤에 잠이 안 와요."

"자꾸 눈물이 나고, 아무것도 하기 싫어요."

"열이 확 나고, 땀이 줄줄 흐르더라고요."

같은 갱년기인데, 사람마다 왜 이렇게 증상이 다를까요? 답은 간단합니다. 뇌가 호르몬 변화에 반응하는 방식이 사람마다 다르기 때문입니다.

갱년기는 단순히 난소의 변화로 끝나지 않습니다. 에스트로겐 감소는 곧바로 뇌에 신호를 보내고, 뇌의 여러 회로들이 그 신호를 각자의 방식으로 받아들입니다. 이때 개인의 유전적 특성, 뇌의 구조와 민감도, 성격, 스트레스 이력, 호르몬 수용체의 반응성까지 모두 관여합니다. 호르몬 변화라는 '같은 파도' 앞에서도 누군가는 잔잔한 물살처럼 느끼고, 누군가는 거센 파도처럼 흔들리는 이유입니다.

에스트로겐이 감소하는 건 같더라도, 어디에서 먼저 균형이 깨지느냐에 따라 증상이 완전히 달라지는 것입니다. 예를 들면 아래와 같은 식으로 나타나는 거죠.

- **시상하부(체온조절중추)가 민감한 사람** → 안면홍조, 식은땀, 열감
- **편도체(불안 감지 센터)가 민감한 사람** → 불안, 공황, 이유 없는 초조함
- **해마(감정·기억 조절 부위)가 민감한 사람** → 우울감, 의욕 저하, 기억력 감퇴

즉, 어느 뇌 회로가 먼저 균형을 잃느냐에 따라 갱년기

의 얼굴은 전혀 달라집니다. 에스트로겐 감소라는 원인은 같지만, 어떤 사람은 감정이 먼저 흔들리고, 누군가는 수면이 제일 먼저 무너지고, 다른 누군가는 관절통이나 손발저림 같은 신체 증상을 강하게 느낍니다.

게다가 사람마다 호르몬 수용체의 밀도와 민감도가 다르기 때문에, 동일한 변화가 와도 느끼는 강도는 천차만별입니다. 그래서 어떤 사람은 '조금 더운 것 같네?' 정도로 지나가지만, 누군가는 속옷이 젖을 정도로 땀을 흘리고 잠을 한두 시간밖에 못 자며 삶이 완전히 흔들리기도 합니다.

갱년기 증상은 체질 하나로 설명할 수 없습니다. 다음 요소들이 모두 영향을 미칩니다.

· **유전적 소인:** 어머니가 갱년기 증상이 심했다면 비슷한 패턴을 보이는 경우가 많습니다.

· **뇌 구조와 신경회로의 민감도:** 같은 자극에도 불안·우울 회로가 더 빨리, 더 강하게 반응하는 사람이 있습니다.

· **생활습관과 스트레스 노출도:** 수면 부족, 과로, 심한 스
  트레스는 갱년기 증상을 최대 2~3배 악화시킵니다.
· **과거의 경험(출산, 수유, 호르몬 변화 이력):** 출산 경험, 수
  유 기간, 피임약 사용 여부 등이 뇌의 호르몬 적응력에
  영향을 줍니다.

이 모든 요소가 서로 얽히고설켜 나만의 '갱년기 얼굴'
을 만듭니다. 그래서 갱년기는 누군가와 비교하는 순간
오답으로 빠지는 시기이기도 합니다.

40대 후반 직장여성 A씨는 열감이나 홍조는 거의 없었
습니다. 대신 이유 없는 눈물, 무기력, 자존감 저하가 극
심했죠. 주변에서 "너 갱년기 아니야?"라고 말하기도 했
지만 본인은 극구 부정했습니다. 홍조가 없으니 갱년기는
아닐 거라고 생각한 거죠. 실제 검사에서는 에스트로겐
이 완경 직전 수준으로 낮았고, A씨의 경우 해마와 편도
체 회로의 민감도가 먼저 흔들린 경우였습니다.

반대로 B씨는 우울이나 불안은 전혀 없지만 하루에도
몇십 번씩 열이 확 오르고 땀이 줄줄 났습니다. 출근길부

터 옷이 젖어 출근이 두려울 정도였지만 감정은 비교적 안정적이었죠. 이 경우는 시상하부의 민감도가 먼저 흔들린 경우입니다.

C씨는 살이 찌고 잠도 잘 안 오고 이유 없이 짜증도 나고 관절까지 아파서, 처음에는 모든 증상을 노화나 스트레스 때문이라고 생각했습니다. 그러나 이런 혼합형은 실제로 가장 흔한 유형이며, 호르몬 변화가 여러 회로에 동시에 영향을 주는 경우입니다.

이처럼 갱년기는 증상만 보고 '이건 갱년기, 저건 아님' 이렇게 판단할 수 있는 문제가 아닙니다.

인터넷을 보면 더 극단적입니다.

"나는 홍조만 오고 금방 지나갔어요."

"나는 아무 증상도 없었어요."

"나는 몇 년째 너무 힘들어요."

이런 얘기들을 들으면 자신이 너무 둔하거나 과민하다고 느끼는 분들이 많습니다. 그러나 갱년기는 원래 '각자의 방식'으로 찾아오는 생리적 변화입니다.

비교는 죄책감을 만들고, 관찰은 선택지를 만듭니다.

"왜 나만 이럴까?"에서 "아, 내 몸은 지금 이런 방식으로 적응하고 있구나."로 관점이 바뀌는 순간, 불안의 굴레에서 빠져나와 지금 나에게 필요한 행동을 선택할 수 있게 됩니다.

갱년기는 시험도 아니고, 참아내야 하는 의무도 아닙니다. 내 몸의 리듬을 이해하고, 증상의 패턴을 알고, 필요할 때 적절한 도움을 받는 것. 그 과정이 갱년기를 '혼자 견디는 시간'이 아니라 '나를 돌보고 다시 세팅하는 시간'으로 바꾸는 첫걸음입니다.

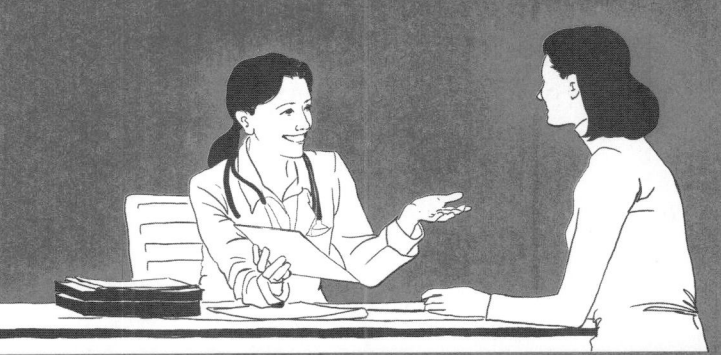

PART 2

뜨거운 얼굴부터 잠 못 드는 밤까지:

내 증상 이해하기

갱년기의 모든 증상은 '에스트로겐'이라는 보호막이 사라지면서 몸 전체의 시스템이 재조정되는 과정에서 일어납니다. 2부에서는 갱년기에 나타나는 몸과 마음의 대표적인 변화를 증상별로 더 자세히 살펴보겠습니다. 이 호르몬의 언어를 귀 기울여 듣고 이해하면 증상이 나타났을 때 당황하지 않고 대처할 수 있을 거예요.

Q8.

왜 갑자기 불난 것처럼 확 달아오르죠?

이건 제 얘기입니다. 몇 년 전 어느 날 진료실에 앉아 있는데, 등이 뜨끈한 거예요. 여름이라 '더워서 그런가?' 생각했죠. 며칠이 지났어요. 흔히 '등골이 오싹'하다는 느낌 있죠? 저는 그걸 반대로 느꼈습니다. '등골이 화끈'했던 거죠. 누가 꼭 등에 열판을 가져다 댄 것 같은 느낌이었어요. 오죽하면 뒤를 돌아봤습니다. 그럴 리가 없다는 걸 알면서도 뒤에 뭐가 있나 보고, 만져도 봤어요. 물론 아무것도 없었죠.

저를 찾아오는 환자분들도 대부분 여름에는 열감을 느끼더라도 '더워서 그런가 보다' 하고 몇 달을 그냥 지내다가 찬 바람이 불 때쯤에야 가라앉지 않는 열감이 이상하다고 느끼고 병원에 왔다는 경우가 많습니다. 산부인과 의사인 저도 다르지 않았습니다. 여름이 다 가도록 더위 탓을 하다가, 찬 바람 날 때에야 검사를 해보니 완경이더라고요. 책으로 배워서 증상에 대해 알고는 있지만, 막상 실제로 겪으니 '갱년기'라는 생각이 쉽게 떠오르지 않았어요. 당시 나이가 40대 초반이었기에 더더욱 그랬던 것 같습니다.

이러한 '열감'은 갱년기의 대표 증상 중 하나입니다. 뇌 시상하부의 체온 조절 중추가 에스트로겐 부족으로 오작동하여 열감을 느끼게 되고, 거기 맞춰 체온을 낮추기 위해 혈관을 확장하고 땀을 내보냅니다. 열감은 갱년기 초반에 가장 흔하게 나타나는 증상으로 대개 1~2년간 지속됩니다. 주로 불안, 흥분, 스트레스를 느끼거나, 날이 덥거나, 매운 음식이나 뜨거운 음료나 술을 마시면 증상이 더 심해집니다. 한번 열감이 시작되면 보통 1~5분 정도 지속됩니다. 자연스러운 완경이 아니라 수술이나 방사선치료 등으로 갑작스럽게 완경이 되는 경우에는 증상이 더 심하게 나타날 수 있습니다.

열감 자체가 다른 증상을 유발하거나 심각한 후유증을 남기거나 하지는 않습니다. 하지만 일상생활에서 계속 불편함을 느끼기 때문에 집중력이 떨어지거나 일에 지장을 줄 수 있습니다. 특히 수면 중에 열감이나 발한 때문에 자주 깨게 되면 피로감, 짜증, 감정 기복 등을 불러오고, 결국 심리적 장애로 이어지기도 합니다. 이런 경우 열감이 개선되면 심리적 문제도 같이 개선됩니다.

열감이나 발한이 한두 번 나타났다 사라지는 것은 일시적인 증상일 수 있습니다. 하지만 다음의 5가지 척도 중 3가지 이상에 해당하거나 빈도나 강도가 점점 더 심해진다는 생각이 든다면, 이는 단순한 더위나 피로가 아닌 갱년기 열감 및 발한일 수 있으므로 전문의와 상담해 보는 것이 좋습니다.

갱년기 홍조 및 열감 자가진단법 5가지

구분	질문	답변
빈도	일주일에 3회 이상 얼굴, 목, 가슴 부위에 갑작스러운 뜨거움(홍조)을 느끼나요?	(YES / NO)
강도	열감이 느껴질 때 옷을 벗거나 찬물을 마시지 않고는 견디기 힘들 만큼 열감이 강렬한가요?(일상생활에 지장을 줄 정도)	(YES / NO)
발현 패턴	특정 시간대(주로 밤이나 스트레스 상황)와 관계없이 산발적으로 발생하며, 점점 더 자주, 강하게 느껴지나요?	(YES / NO)
야간 발한 동반 여부	열감과 함께 밤에 땀 때문에 잠에서 깨는 횟수가 잦아 수면의 질이 전반적으로 떨어졌나요?	(YES / NO)
다른 동반 증상	열감·발한과 더불어 이유 없는 짜증, 수면 부족, 또는 불안감 등의 심리적 증상이 동시에 나타나나요?	(YES / NO)

Q9.

감정이 롤러코스터예요. 왜 이러나요?

그 무섭다는 사춘기 '중2'를 이기는 게 갱년기라는 말이 있습니다. 그만큼 갱년기에는 신경이 곤두서고, 짜증이 폭발하고, 예민하게 반응한다는 뜻입니다.

갱년기의 감정 기복은 꾀병일까요? 안 그런 사람들도 많은데, 우리 팀 부장님만 히스테리를 부리는 걸까요? 아닙니다. 갱년기(완경 이행기 및 완경 이후)에 겪는 우울감과 감정 기복은 단순한 심리적 스트레스나 성격 문제가 아니라 명확한 의학적·생물학적 근거가 있는 증상입니다.

이는 호르몬의 급격한 변화가 뇌의 기능에 직접적인 영향을 미친 결과입니다.

갱년기 우울감의 가장 핵심적인 원인은 에스트로겐 수치의 변동과 뇌 신경전달물질 시스템의 교란에 있습니다. 에스트로겐은 뇌에서 세로토닌의 생성과 기능에 긍정적인 영향을 미칩니다. 세로토닌은 '행복 호르몬'으로 불리며 우리의 기분, 수면, 식욕을 조절합니다. 에스트로겐 수치가 급격히 감소하면 세로토닌의 활성 역시 저하되어 우울감, 불안감, 짜증이 늘게 됩니다. 한마디로 우리를 행복하게 해주는 호르몬이 줄어들어 덜 행복해지는 거죠.

단, 이는 정신건강의학에서 다루는 우울장애와는 다릅니다. 완경이 우울한 기분을 유발할 수는 있으나 우울증을 유발하지는 않습니다. 우울증과는 달리 갱년기 우울감은 지속적이지 않고 비교적 경미한 수준이라는 뜻입니다.

에스트로겐은 동기 부여와 보상에 관여하는 도파민과 집중력 및 각성에 관여하는 노르에피네프린의 균형에도 영향을 미칩니다. 이 균형이 깨지면 무기력감이나 집중력 저하를 동반한 우울 증상이 나타날 수 있습니다.

무대 위에서 하이텐션을 유지하고 카리스마 넘치는 모습을 보여야 하는 가수분이 병원을 찾으신 적이 있습니다. 기분이 자꾸 처지고 예전처럼 무대에서 에너지를 내지 못한다는 거였죠. 한참 고민하다가 혹시 갱년기 증상인가 싶어서 병원에 오게 되었는데, 호르몬치료 후 기분이 어느 정도 안정되어서 지금도 열심히 무대에 서고 계십니다.

증상이 좀 더 심각했던 다른 분도 기억납니다. 이분은 매일매일 벼랑 끝에 서 있는 기분이고 수시로 심장이 쿵 내려앉는 느낌이 든다고 했습니다. 정신과에서 상담도 해보고 약도 먹어봤는데 큰 효과가 없어서 저를 찾으셨는데, 호르몬치료 한 달 후 훨씬 밝은 표정으로 증상이 없어졌다고 좋아하셨습니다. 그 이후 꾸준히 호르몬제를 복용 중이고요.

갱년기 우울감은 앞에서 이야기한 열감 및 야간 발한과도 밀접하게 연결되어 있습니다. 야간 발한으로 인해 밤잠을 설치게 되면 만성적인 수면 부족 상태에 빠지고,

수면 부족은 그 자체로 뇌 기능을 저하시키고 감정을 조절하는 능력을 떨어뜨려 우울감과 짜증을 폭발적으로 증가시키는 원인이 됩니다. 즉, 갱년기 우울감은 '호르몬 교란+수면 박탈'이라는 이중고의 결과입니다.

다른 이야기이긴 하지만, 남자들이 흔히 '유난 떤다'고 오해하는 생리통도 일상생활을 방해할 정도면 기분장애를 일으킬 수 있습니다. 생리를 하고, 생리를 멈추는 건 여성의 뇌에서 일어나는 호르몬의 변화입니다. 어떤 증상이든 유난이란 건 없습니다. 도리어 힘들고 불편한데 참는 경우가 훨씬 많지요. 그러니 내 몸이 보내는 힘들다는 신호를 무시하지 말고 민감하게 받아들여야 합니다. 말하다 보니 좀 슬퍼지네요. 생리를 하면서도, 끝내면서도 기분장애와 맞닥뜨려야 하다니요. 하지만 의학적 근거가 있는 질환인 만큼, 해결 방법도 있으니 너무 걱정하지 마세요. 치료법에 대해서는 뒤의 3부에서 자세히 설명하겠습니다.

가슴이 두근거리고 심박이 불안정해요

진료실에서 자주 듣는 호소 중 하나가 "가슴이 두근거려요." "심장이 쿵 내려앉는 느낌이 들어요." "가만히 있는데도 갑자기 심장이 빨리 뛰어요." 같은 증상입니다.

처음 이런 증상을 겪으면 대부분 이렇게 생각합니다.

'심장에 문제가 있나?'

'혹시 부정맥?'

'이러다 큰일 나는 건 아닐까?'

실제로 심장내과를 먼저 찾는 분들도 적지 않습니다. 검사 결과는 대개 정상이죠. 심전도도, 심초음파도 큰 이상이 없다는 이야기를 듣고 돌아옵니다. 그런데도 두근거림은 계속됩니다. 그럴 때 환자분들이 저에게 묻습니다.

"그럼 이게 도대체 뭐예요?"

결론부터 말씀드리면, 이런 심계항진(가슴두근거림)은 갱년기의 대표적인 증상 증 하나입니다.

그리고 이 증상은 '기분 탓'도, '예민해서 생긴 착각'도 아닙니다. 이 증상을 일으키는 범인은 바로 에스트로겐 감소입니다.

에스트로겐은 단순히 생리와 임신만 조절하는 호르몬이 아닙니다. 심장과 혈관, 자율신경계에도 깊이 관여합니다. 에스트로겐은 심박수를 안정적으로 유지하고, 혈관을 부드럽게 확장시키며, 스트레스 상황에서도 심장이 과도하게 반응하지 않도록 완충 역할을 합니다.

그런데 완경을 전후로 이 호르몬이 급격히 줄어들면, 심장은 훨씬 예민한 상태가 됩니다. 이때 나타나는 변화가 바로 자율신경계의 불균형입니다. 우리 몸의 심장은 '의지'가 아니라 자율신경에 의해 조절됩니다. 긴장할 때 심박을 올리는 교감신경, 쉬게 해주는 부교감신경이 균형을 이루고 있어야 하는데, 갱년기에는 이 균형이 쉽게 무너집니다.

그래서 별다른 이유 없이도 갑자기 심장이 빨리 뛰고, 가슴이 쿵 하고 내려앉는 느낌이 들고, 숨이 가빠지거나, 불안감이 함께 올라오는 경우가 많아집니다. 특히 밤에 이런 증상이 더 잘 나타납니다. 잠자리에 누웠을 때, 조용해졌을 때, 다른 자극이 사라졌을 때 오히려 심장 박동이 더 크게 느껴지기 때문입니다. 이 때문에 "잠들려고 하면 심장이 뛰어서 잠을 못 자요"라는 호소가 함께 나오기도 합니다.

문제는, 이 두근거림이 불안을 다시 키운다는 점입니다. '이게 심장 문제면 어떡하지?'라는 걱정이 교감신경을 더 자극하고, 그로 인해 심박은 더 빨라지고, 증상은 더 심해지는 악순환이 만들어집니다.

그러나 이걸 기억하세요. 갱년기 심계항진은 대부분 위험한 심장질환은 아닙니다. 하지만 그렇다고 해서 그냥 참아야 할 증상도 아닙니다. 이 증상이 반복되면 일상생활의 질이 크게 떨어집니다. 외출이 두려워지고, 혼자 있는 게 불안해지고, 밤마다 혹시 무슨 일이 생길까 신경이 곤두서게 됩니다. 이런 상태가 지속되면 불안장애나 공황 증상으로까지 이어질 수 있습니다.

그래서 저는 이렇게 말씀드립니다. 먼저 심장 검사를 통해 기질적인 심장질환이 없는지 확인하는 것은 필요합니다. 하지만 검사에서 이상이 없다면, "문제가 없다"로 끝낼 게 아니라 갱년기라는 큰 그림 안에서 이 증상을 이해하고 치료해야 합니다.

호르몬치료가 필요한 경우도 있고, 자율신경 안정에 초점을 둔 보조 치료가 도움이 되는 경우도 있습니다. 생활습관 조정만으로도 증상이 눈에 띄게 좋아지는 분들도 많습니다. 중요한 건, 이 증상을 혼자서 불안해하며 견디지 않는 것입니다.

가슴이 두근거린다고 해서, 당신의 심장이 망가진 건 아닙니다. 지금은 그저, 몸이 새로운 균형을 찾는 과정에서 조금 과민해졌을 뿐입니다. 갱년기의 심계항진은 몸이 보내는 분명한 신호입니다. "나 좀 살펴봐줘.", "이제 방식 좀 바꿔야 할 것 같아."라는 신호 말이지요.

이 신호를 무시하지 않고, 너무 겁먹지도 말고, 제대로 이해하고 관리하는 것. 그게 '관리하는 갱년기'의 시작입니다.

Q10.

먹는 건 똑같은데 왜 몸무게만
혼자 '열일'하죠?

완경 이후 여성들이 가장 흔하게 호소하는 변화 중 하나가 체중 증가, 특히 복부를 중심으로 살이 찌고 아무리 노력해도 잘 빠지지 않는 현상입니다. 젊었을 땐 하루이틀 굶기만 해도 빠지던 살이 무슨 짓을 해도 빠지지 않고, 전과 먹는 양은 똑같은데 살이 계속 찐다는 겁니다.

갱년기의 체중 증가는 단순한 생활습관이나 식습관 문제가 아니라 완경에 따른 호르몬 변화의 결과입니다. 내가 게을러서, 많이 먹어서 살이 안 빠지는 게 아니에요.

그놈의 호르몬 때문입니다.

　실제로 요즘은 갱년기 여성들도 젊은 여성들 못지않게 체중에 관심이 많고, 나름의 방식대로 관리를 하는 분도 많습니다. 그래서 이 체중 증가 문제로 엄청난 스트레스를 받고 고민하다가 병원을 찾습니다. 어떤 분은 하루에 먹는 게 거의 없고, 먹어도 샐러드 종류만 먹는다고 하시면서, 그래도 뱃살이 안 빠지는데 이 이상 어떻게 더 음식 조절을 해야 되냐고 울기도 합니다. 다른 증상이 심각해 호르몬제 투여가 꼭 필요한 분들도 약 부작용으로 살찐다는 말을 들었다며 호르몬치료를 거절하는 경우도 있습니다.

　완경 후 체중 조절이 어려워지는 주요 원인은 다음과 같은 호르몬 및 대사 변화 때문입니다. 가임기 동안 에스트로겐은 지방이 주로 엉덩이와 허벅지(피하지방)에 저장되도록 유도하여, 상대적으로 복부 비만을 억제하는 역할을 합니다. 그러나 완경 후 에스트로겐이 급격히 감소하면, 지방 저장이 복부 중심(내장지방)으로 이동하게 됩니다.

내장지방은 단순히 살이 찌고 배가 나오는 걸 넘어서 좀 더 심각한 문제들을 불러일으킵니다. 염증 물질을 분비하여 인슐린 저항성을 높이고 당뇨병, 고지혈증, 고혈압, 지방간 같은 대사장애의 위험도를 높이며, 특히 남성보다 여성에게 더 해롭습니다.

인슐린 저항성이란 탄수화물 대사를 조절하는 호르몬 단백질인 인슐린에 대한 신체 세포의 반응성이 떨어진 상태를 말합니다. 이는 췌장이 혈당을 낮추기 위해 더 많은 인슐린을 분비하도록 만들며, 결과적으로 지방 축적을 촉진하는 환경을 조성합니다. 최근에 널리 회자되는 '혈당 스파이크'에 취약한 몸 상태가 되는 것입니다.

또한 앞에서 언급했듯이 에스트로겐 부족은 근육량 감소를 불러오는데, 기초대사량은 근육량에 비례하므로 근육이 줄어들면 기초대사량도 줄어듭니다. 그러면 특별히 활동량이 줄지 않았더라도 소비하는 에너지(칼로리) 자체가 감소하게 됩니다. 생활하는 데 전보다 기본적으로 더 적은 에너지가 필요한 거죠. 따라서 동일한 양의 식사를 하더라도 더 많은 에너지가 남게 되고, 남은 에너지는 쉽게 지방으로 저장되어 체중이 증가하게 됩니다.

즉, 기초대사량은 줄고, 지방은 복부에 집중되며, 지방 축적을 유도하는 호르몬 환경이 조성됩니다. 완경 후에는 체중 관리에 대해 이전과는 완전히 다른 접근 방식이 필요한 이유입니다.

결국, 돌고 돌아 또 운동

앞에서 살펴보았듯, 혈당이 올라가는 것을 막고 대사성 증후군을 예방하는 데 가장 중요한 역할을 하는 것은 바로 '근육'입니다. 근육은 오른 혈당을 해결하는 데 직접적인 도움을 줍니다. 또 근육은 에스트로겐 감소로 뼈가 약해지는 것을 막아줍니다. 몸에 부하를 주는 운동들이 뼈를 튼튼하게 만들어주기 때문입니다. 완경 전에 최대의 근육량과 최대의 골밀도를 확보할 수 있도록 노력해야 합니다. 영양제를 먹는 것도 좋지만, 근본적으로 내 몸에 도움이 되는 것은 운동입니다.

저는 추위에 약한 사람입니다. 그래서 봄, 여름, 가을에 조금 운동을 하다가 겨울이 되면 추우니까 쉽니다. 근육이 잘 안 생기고 쉽게 빠지는 체질이라 세 계절 동안 겨우 근육량 20킬로그램을 만들었다가 겨울이 되면 17~18킬로그램으로 뚝뚝 떨어집니다. 그래서 저는 주변 모든 곳에 운동을 해야만 하는 상황을 만들어두었습니다.

아파트 단지 내에 있는 피트니스 센터에 등록해 평일에 운동을 하고, 병원 점심시간에 갈 수 있는 검도학원에도 등록했습니다. 주말에는 동네에 사는 친구와 새벽에 만나 운동을 하는 '토요 피트니스 클럽'을 만들어서 진료 전에 동네 한 바퀴 뛰고 가볍게 웨이트를 합니다. 금요일 밤이면 '내일 비가 많이 와서 못 나갔으면 좋겠다', '친구가 먼저 못 온다고 연락 오면 좋겠다'라고 생각하면서 카톡 창을 들여다봅니다.

운동할 때 가장 먼 거리가 '마루에서 현관까지의 거리'라고 하죠. 그만큼 정말 나가기 싫은데, 이렇게 주변에 '강제 장치'를 해두면 뭐라도 하나는 하게 되는 것 같습니다.

점진적이고 지속 가능한 식단 조절

운동을 아무리 하더라도 살을 빼고 정상 범주의 체중을 유지하려면 식사량 조절이 가장 중요합니다. 운동만으로 살을 빼는 건 완경 이후로는 거의 불가능하다고 봐야 합니다.

식사량 조절을 할 때는 극단적인 식이요법보다는 점진적이고 지속 가능한 식사량 감축이 중요합니다. 이는 신진대사율의 하락에 가장 현실적으로 적응하는 방법입니다. 젊었을 때처럼 단기간 무작정 굶는 방식은 근육 손실을 더욱 가속화시켜 장기적으로 기초대사량을 더 낮추는 결과를 초래할 수 있습니다. 완경 후에는 '덜 먹는 것'이 분명한 효과를 가지게 되며, 이는 감소된 기초대사량과 변화된 지방 저장 패턴에 맞춘 가장 현실적인 의학적 대응책이라고 할 수 있습니다. 만약 '식사량을 줄여도 안 빠져요'라는 생각이 든다면, 꼭 필요한 단백질은 늘리고 다른 음식들은 '더 줄여야' 합니다.

Q11.

자고 일어나면 온몸이 뻣뻣해요

"아침에 일어나면 손가락이 뻣뻣해요."

"일어나서 한두 시간 정도는 걸어다니는 것도 불편해요."

"오전에 사람을 만나기가 겁나요. 몸이 내내 부어 있거든요. 점심때쯤 되어야 관절도 풀리고, 부기도 좀 내려가요. 운동을 해도 호전이 되질 않아요."

앉았다 일어날 때면 "에구구." 앓는 소리가 절로 나오고, 자려고 누울 때면 "아이고, 죽겠다."는 말로 밤 인사를 대신하던 엄마를 보고 자란 세대가 50대가 되고 나서 병원에 오면 이런 이야기들을 합니다. 평소에 운동도 열심히 하고 관리를 한다고 했는데도 왜 이렇게 아픈지 모르겠다고요.

갱년기에 발생하는 관절통과 근육통은 으레 나이가 들어 그러려니 하고 참고 넘길 수 있는 정도의 증상이 아닙니다. 이 통증은 이 시기 여성들의 삶의 질을 현저히 떨어뜨리는 주된 원인 중 하나입니다. 실제로 겪어보지 않은 사람들이 쉽게 얘기하는 것처럼 꾀병도 아니고, 입버릇도 아니에요.

관절통과 근육통

이 역시 에스트로겐 부족으로 인해 일어나는 문제입니다. 에스트로겐은 체내에서 강력한 항염증 작용을 하는 호르몬입니다. 특히 관절과 근육 조직에서 염증 물질(사이토카인 등)의 분비를 조절하고 억제하는 역할을 합니다.

갱년기에 에스트로겐 수치가 감소하면 이 항염증 방어

막이 사라지면서, 신체는 염증에 더 취약해지고 통증 역치가 낮아집니다. 이로 인해 같은 자극에도 통증을 더 민감하고 강하게 느끼게 됩니다. 한마디로 내 몸을 감싸고 있던 보호막이 벗겨졌다고 생각하면 됩니다. 그러니 여기저기 아플 수밖에 없겠죠?

또한 에스트로겐은 관절 연골을 구성하는 연골세포의 건강과 대사를 유지하는 데 중요한 역할을 합니다. 에스트로겐이 부족해지면 연골의 재생 능력이 떨어지고 연골이 쉽게 손상되어 퇴행성 변화가 가속화될 수 있습니다.

관절 주변을 감싸고 윤활 작용을 하는 활액의 질과 양 또한 에스트로겐의 영향을 받습니다. 활액이 줄어들면 관절 마찰이 증가하여 뻣뻣함(강직)과 통증을 유발합니다. 특히 아침에 심한 '조조 강직'이 흔하게 나타납니다.

에스트로겐은 근육세포의 유지 및 회복에도 관여합니다. 에스트로겐이 줄어들면 근육량이 줄어들 뿐만 아니라(근감소증), 근육과 근육을 둘러싼 근막 주변의 미세 염증이 증가해 근육통이나 섬유근육통과 유사한 전신 통증을 유발할 수 있습니다.

유방암 치료 중인 환자의 경우, 에스트로겐을 억제하는 항호르몬제(아로마타제 억제제 등)를 투여받으면 일반적인 갱년기 여성보다 에스트로겐 결핍 상태가 더 심화됩니다. 이 경우 관절통과 근육통이 매우 흔하고 심각한 부작용으로 나타나는데, 이는 에스트로겐 결핍이 통증의 주된 원인임을 강력하게 뒷받침하는 의학적 근거가 됩니다.

골다공증

에스트로겐의 중요한 역할 중 하나는 뼈를 보호하는 기능입니다. 완경 후 에스트로겐이 감소하면 뼈를 분해하는 파골세포가 증가하면서 골소실이 진행됩니다. 그리고 완경 후 처음 5년간 골량이 10~20% 감소하게 됩니다. 즉, 완경 후 특히 처음 5년간 뼈가 급속도로 약해진다는 뜻입니다.

그래서 완경 후 여성은 남성들보다 5배 정도 더 많은 골다공증을 가지고 있고, 완경 후 여성 세 명 중 한 명은 골다공증이라는 이야기도 있을 정도입니다. 갱년기 골다공증 증세가 얼마나 흔하게 나타나는지 알 수 있습니다.

골다공증의 무서운 특징은 증상이 없다는 것입니다. 그래서 "뼈를 보호하기 위해서라도 호르몬제를 드시는 게 좋습니다."라고 설명하면 대부분 그 심각성을 잘 모르는 경우가 많습니다. 교통사고나 심하게 넘어진 경우가 아니면 뼈가 그렇게 쉽게 부러지겠냐는 거죠. 하지만 실제로 골절은 흔하게 생기고, 그로 인한 위험성도 높습니다.

가장 골절이 많이 생기는 부위는 척추입니다. 벽돌을 차곡차곡 쌓아 만든 담장을 예로 들어볼게요. 이 단단한 담장에서 중간중간 벽돌을 하나씩 빼면 결국 담장은 내려앉게 되죠. 이와 같은 현상이 바로 척추의 압박 골절입니다. 척추뼈가 골절로 주저앉으면 주변의 신경이 눌리면서 허리와 엉덩이 통증, 다리 저림 및 통증 등의 증상으로 일상생활에 어려움을 겪게 됩니다.

그런데 문제는 척추 골절이 증상으로 바로 나타나는 건 아니라는 점입니다. 대부분의 척추 골절은 허리를 굽

히거나 무거운 물건을 드는 동작이 반복되면서 외상 없이 서서히 미세 골절이 진행됩니다. 심지어 엑스레이 검사에서도 별 이상이 보이지 않는 경우도 있습니다. 그래서 초기에는 증상이 없거나 허리가 약간 뻐근하다 정도로 그냥 넘기는 경우가 많습니다.

하지만 척추뼈 골절은 한 개로 끝나지 않고, 그 주변 뼈도 함께 골절되거나 약해지는 경우가 많아 다발성 압박 골절로 이어지게 되고, 증상은 점점 심해집니다. 키도 줄어들고 허리가 굽는 등 자세 변화, 체형 변화도 생기게 됩니다. 당장 생명에 지장을 주지는 않더라도 삶의 질이 현저하게 떨어지게 되는 것입니다.

그다음으로 골절이 많이 생기는 부위는 손목과 고관절(골반뼈와 허벅지뼈가 연결되는 부위)입니다. 고관절 골절은 1년 내에 20%가 사망하는 무서운 병이고, 사망하지 않더라도 혼자서 걷기 어려울 정도로 심각한 장애를 남기기도 합니다. 그리고 대부분 큰 사고보다는 집 안에서 넘어지는 등 일상생활에서 생기는 경우가 많습니다.

이런 고관절 골절은 갑자기 생기는 사고라고 생각하기

쉽지만, 사실은 오랜 시간 동안 뼈가 약해진 결과입니다. 간혹 골다공증이 심한 어르신 중에는 살짝 삐끗하거나 기침을 했을 뿐인데 골절이 생기는 경우도 있습니다.

그깟 골절, 뼈는 시간이 지나면 다시 붙는 건데 뭐가 이리 심각하냐고요? 하지만 이미 골다공증이 진행이 된 상태에서는 뼈가 다시 회복하기까지 상당한 시간이 걸립니다. 젊은 시절의 골절과는 다릅니다.

골절로 인한 통증으로 일상생활에 지장이 생기고, 이로 인한 활동량이나 운동량이 감소하면서 근육과 뼈, 면역력이 더욱더 약해지는 악순환에 빠집니다. '단순한 골절'이 아니라 전신이 무너지게 되는 것입니다. 오랜 시간 누워 지내게 되면서 폐 기능이 떨어져 폐렴이 생기고, 움직임이 적으니 혈전이 생기고, 이 모든 결과로 전신쇠약으로 이어지기도 합니다. 골절이 사망까지 연결되는 원리입니다.

그래서 고관절 골절은 치료가 아니라 예방이 중요합니다. 물론 '넘어지지만 않으면 괜찮은 거 아니야? 나는 조심히 다니니까 괜찮아.'라고 가볍게 생각하고 넘어갈 수도 있습니다. 그러나 앞서 살펴보았듯 고관절 골절은 대부분 큰 사고가 아니라 일상생활에서 미끄러지거나 가볍게 넘어지는 경우에 많이 생깁니다.

이런 경우가 정말 한 번도 안 생길 확률이 얼마나 될까요? 게다가 나이가 들수록 근력도, 몸의 균형 감각도 떨어지게 되니 위험성은 더 높아집니다. 우리가 할 일은 넘어지지 않도록 준비하는 게 아니라, 넘어져도 부러지지 않도록 준비하는 것입니다.

호르몬치료는 골다공증 치료가 아니라 뼈가 약해지는 것을 막아주는 치료입니다. 골다공증이 이미 진행되었다면 호르몬치료만으로는 부족합니다. 뼈를 보호하기 위한 호르몬치료는 적절한 시기가 있습니다. 가능하면 뼈가 가장 빨리 약해지는 완경 초기에 호르몬치료를 시작하는 것이 가장 효과적입니다.

Q12.

질이 너무 건조해서 일상도,
관계도 힘들어요

다음으로, 갱년기 대표적인 증상으로 손꼽히는 질 건조, 성교통, 요실금에 대해 알아보겠습니다.

"쓸리고 아파요."

"남편이 싫은 건 아닌데 성관계는 너무 싫어요."

"소변이 자꾸 새는데 방광염인가 봐요."

당사자는 매우 불편하고 괴로운데, 입 밖으로 꺼내 말하기는 쉽지 않은 증상들이라는 공통점이 있습니다. 하지만 이런 분들은 생각보다 상당히 많습니다. 그리고 이 증상들은 치료 효과를 가장 극적으로 느낄 수 있는 증상들이기도 합니다. 실제로 치료 후 삶의 질이 달라졌다고 만족해하는 분들이 많습니다. 도대체 갱년기에 이런 골치 아픈 증상들이 나타나는 이유는 뭔지, 하나씩 차분히 살펴보겠습니다.

질 건조와 성교통

완경 이후에 나타나는 대표적 증상 중 하나가 몸이 건조해지는 것입니다. 이는 에스트로겐이 피부와 점막의 콜라겐 합성과 수분 유지에 중요한 역할을 하기 때문입니다. 밖으로 드러난 피부는 물론 질, 안구, 입안 같은 곳들이 전부 건조해집니다. 그래서 안구건조증도 오고, 구강작열감증후군(혀나 입천장 등이 화끈거리거나 따끔한 증상)도 생기고, 안 나던 입냄새가 나기도 하는 거죠.

  질 역시 점막이기 때문에 건조해지고 조직이 위축됩니다. 그 때문에 질이 좁아지고 탄력성이 떨어집니다. 우리 눈에 보이지 않아서 인지하기 힘들 뿐입니다. 질 상피의 표피세포가 소실되면서 질 점막이 얇아져서 쉽게 출혈이 생기기도 합니다. 질에 분포하는 혈관도 좁아지면서 관계 시에 윤활유 역할을 하는 분비물이 감소합니다. 이런 모든 요인이 복합적으로 작용하여 성교통을 유발합니다. 질은 10센티미터에 달하는 머리 둘레를 가진 아기가 빠져나올 정도로 탄력성이 좋은 조직인데, 성관계가 힘들 정도로 위축되는 것이지요. 이런 통증으로 인해 자연히 성관계를 피하게 되고, 성관계가 줄다 보니 질 내 위축과 건조가 더욱 심해지는 악순환이 이어집니다.

저도 완경이 되고 나서 초반엔 질의 건조를 눈치채지 못했습니다. 그런데 어느 날 평소처럼 길을 걸어가는데 아래쪽이 쓸리는 듯한 통증이 느껴졌어요. 그때 저는 질 건조가 단순히 '성관계의 문제'가 아니라는 걸 분명히 인식하게 되었습니다. 걷다가 느껴지는 불편함, 앉아 있을 때의 따끔거림, 소변을 볼 때의 묘한 화끈거림까지, 이 모든 게 삶의 질을 조금씩 깎아내리고 있던 겁니다.

많은 분들이 이 증상을 '그냥 참아야 하는 것', 혹은 '부부 사이의 문제'로 오해합니다.

"나이가 들면 다 그런 거 아니에요?"

"이제 이런 건 포기해야죠."

하지만 통증은 '참는 대상'이 아니라 '해결해야 할 신호'입니다. 방치하면 점막 위축이 더 진행되고, 미세한 상처와 염증이 반복되면서 통증이 만성화될 수 있습니다. 성관계를 하지 않더라도, 걸을 때 쓸리는 느낌, 속옷이 닿는 것만으로도 따갑고 불편한 상태까지 악화되는 경우도 적지 않습니다.

다행히 이 문제는 '해결할 수 있는 증상'입니다. 질 건조와 위축은 호르몬 변화로 생긴 문제인 만큼, 치료 역시 비교적 명확합니다. 특히 질 국소 에스트로겐 치료(질정, 질 크림 등)는 질 점막을 두껍게 만들고 혈류를 개선해 통증과 건조를 완화하는 데 효과적이며, 전신 호르몬치료에 비해 부담이 적고 전신 부작용 위험도 매우 낮습니다. 꾸준히 사용하면 일상 자체가 훨씬 편안해졌다고 이야기하는 분들이 많습니다.

요실금

진료실에 들어와서 '방광염인 것 같다'고 하는 분들의 증상을 잘 들어보면 요실금인 경우가 많습니다. 스스로 소변이 샌다는 사실을 인정하고 싶지 않기도 하고, 그걸 입밖으로 꺼내 말하기도 쉽지 않은 거겠죠. 생리대 판매량의 25퍼센트가 요실금용으로 판매된다는 통계를 보면, 우리가 얼마나 이 사실을 직면하기 어려워하는지, 해결하기 싫어하는지 알 수 있습니다.

갱년기에 요실금 증상이 나타나는 가장 큰 이유는 에스트로겐 감소로 조직이 약화되기 때문입니다. 에스트로겐은 요도, 방광 점막, 그리고 이들을 둘러싼 주변 조직의 탄력과 건강을 유지하는 데 필수적인 역할을 합니다. 에스트로겐이 감소하면 이 점막 조직들이 얇아지고 약해지며 콜라겐도 감소해 탄력을 잃게 됩니다. 특히 소변을 '잠가주는' 역할을 하는 요도 괄약근과 골반저근(골반 바닥근육)의 지지력과 긴장도가 떨어집니다.

이렇게 지지력이 약해진 상태에서 기침, 재채기 등으로 복압이 살짝만 높아져도 요도가 제대로 잠기지 못하고 소변이 새어 나오게 되는 것이 갱년기에 가장 흔한 복압성 요실금입니다.

또 에스트로겐 감소는 방광 근육의 비정상적인 수축을 유발하거나 방광의 감각신경을 예민하게 만들어 소변이 조금만 차도 강한 요의를 느끼게 합니다. 이럴 때 나타나는 증상이 소변을 참기 힘들어지는 절박성 요실금이나 과민성 방광 증상입니다.

다음은 요실금을 진단하기 위한 질문들입니다.

1. 기침이나 재채기를 할 때 소변이 찔끔 새는 경험을 한 적이 있습니까?
2. 무거운 물건을 들거나 갑자기 일어날 때 소변이 샐까봐 걱정하십니까?
3. 운동(예: 줄넘기, 조깅)을 할 때 소변이 새는 것을 막기 위해 노력하거나 피하고 있습니까?
4. 화장실에 가야겠다는 느낌이 들면 참기 어려워서 바로 가야만 하는 경우가 자주 있습니까?
5. 외출 시 화장실 위치를 미리 파악해야 안심이 됩니

까?

6. 잠에서 깨어 소변을 보기 위해 화장실에 가는 야간 뇨가 잦습니까?

위 질문들 중 1~3번은 복압성 요실금을, 4~6번은 절박성 요실금을 진단하는 데 사용되는 질문입니다. 실제로 많은 환자들은 복압성 증상과 절박성 증상을 모두 경험합니다. 이를 혼합성 요실금이라고 합니다. 혼합성 요실금의 경우에는 더 불편한 증상을 중심으로 치료 계획을 세웁니다. 정확한 진단과 맞춤형 치료를 위해서는 병원을 방문하여 요실금 정도 평가, 배뇨일지 작성, 필요 시 잔뇨량 측정 및 요역동학 검사를 받아보아야 합니다.

Q13.

밤새 뒤척이느라 하루 종일 컨디션이 엉망이에요

갱년기에는 수면을 돕는 호르몬인 프로게스테론의 감소와 야간의 발한 증상으로 인해 깊게 잠들기가 어려워집니다. 이런 증상이 여름에 처음 발생한다면 더 문제입니다. 열대야 때문에 잠을 설치는 것과 구분하기 어려워 치료 시기를 놓칠 수 있기 때문이죠.

한 환자분은 처음 저희 병원에 내원했을 때 이렇게 분통을 터뜨렸습니다. "그냥 불면증인 줄 알고 약국에서 멜라토닌을 사 먹어봤는데, 계속 잠에서 깨는 거예요. 혹시 정신적인 문제인가 싶어서 정신건강의학과를 갔더니, 거기 원장님이 산부인과에 가서 갱년기 검사를 한번 받아보라고 하시더라고요. 아니, 비혼에 애 낳을 일도 없는데 제가 산부인과를 왜 가야 하나요?"

혈액검사를 해보니 이미 완경 상태였습니다. 그 결과를 설명하자 환자분은 다시 격앙된 반응을 보이며 "그래서 어쩌라는 거냐"고 되물었습니다. 불면 증상이 심해 일상생활에 지장을 주고 있었기 때문에 저는 호르몬치료를 권했지만, 그분은 당시에는 이를 받아들이지 못했습니다.

그리고 3개월 뒤, 환자분은 다시 병원을 찾았고, 제가 권했던 치료를 받아들이기로 결정했습니다. 증상은 눈에 띄게 호전되었고, 이후 현재까지 5년간 저와 함께 갱년기를 안정적으로 관리해오고 있습니다.

완경이라는 진단에 화부터 내는 분들이 의외로 많습니다. 상실감과 당혹감이 격앙된 반응으로 표출되는 거죠. 충분히 그럴 수 있습니다. 특히 비혼에 출산 경험이 없는 분들은 더욱더 받아들이기 힘들어합니다.

이분과의 진료에서 저는 다시 한번 느꼈습니다. 갱년기 수면장애는 '의지의 문제'도, '정신력의 문제'도 아니라는 걸요.

갱년기에는 수면을 안정시키는 호르몬의 변화와 함께, 자율신경계의 균형이 쉽게 깨집니다. 그래서 잠들기 어렵고, 잠이 들어도 자주 깨며, 새벽에 이유 없이 심장이 두근거리고 식은땀이 나는 일이 반복됩니다. 이런 수면은 '잔다'고 표현하기 어렵습니다. 누워 있었을 뿐, 쉰 느낌이 들지 않으니까요.

문제는 많은 분들이 이 상태를 오래 방치한다는 점입니다.

"나이가 들면 잠이 줄어드는 거죠."

"원래 제가 좀 예민하긴 해요."

이렇게 스스로를 설득하며 버티다 보면, 수면 부족은 감정 기복, 기억력 저하, 면역력 저하로 이어집니다. 결국 몸과 마음이 동시에 무너집니다.

갱년기 수면장애는 치료 시기를 놓치면 만성 불면으로 굳어질 가능성도 있습니다. 그래서 단순히 수면제나 보조제만으로 해결하려 하기보다, '왜 잠이 깨는지'를 먼저 살펴봐야 합니다. 다음 세 가지 증상이 계속된다면, 갱년기 불면증을 의심할 수 있습니다.

- **야간 발한으로 인한 수면 방해:** 잠든 지 얼마 지나지 않아 땀 때문에 깨고, 다시 잠드는 데 30분 이상 소요되는 현상이 잦은가요?
- **해결되지 않는 만성 피로:** 밤에 잠을 잤는데도, 낮 동안 극심한 피로감, 멍함, 집중력 저하를 매일 느끼나요?
- **불안 및 우울감 동반:** 잠자리에 누울 때나 잠에서 깼을 때 이유 없는 불안감, 초조함, 혹은 우울감이 동반되나요?

실제로 이 환자분도 호르몬치료를 시작한 후 가장 먼저 달라진 것이 '잠'이었습니다. "요즘은 자다가 깨도 다시 잠들 수 있어요."라는 말을 들었을 때, 저는 속으로 안도했습니다. 잠은 회복의 시작이기 때문입니다. 잠이 회복되면 감정도, 에너지도, 일상도 다시 움직이기 시작합니다.

　물론 모든 분이 같은 치료를 선택해야 하는 것은 아닙니다. 하지만 중요한 건, 갱년기의 수면 문제를 정신과적 문제로만 몰아가지 말아야 한다는 것, 그리고 혼자 견디지 않아도 된다는 것입니다.

　잠은 사치가 아닙니다. 건강의 기본입니다. 갱년기에 잠을 잃고 있다면, 그것은 몸이 보내는 분명한 도움 요청입니다. 그 신호에 귀 기울여 주세요.

Q14.

기억력이 고장 난 것 같아요.
치매 초기인가요?

냉장고에 휴대폰을 넣어두고 한참 찾았다든가, 대화할 때 고유명사가 도무지 기억이 안 나서 "그거 뭐더라.", "걔 누구지."를 입에 달고 산다든가 하는 일들은 갱년기 여성이라면 흔하게 경험하는 증상 중 하나입니다. 이런 일이 계속 반복되면 자신감을 잃고 우울해하는 분들이 많습니다. 몸 어디가 아프다거나 불편하다거나 하는 확실한 물리적 증상이 아니라서 갱년기와 잘 연결 짓지 못하기도 하고, 벌써 치매인가 걱정하기도 합니다.

어떤 환자분은 기업의 고위 임원이어서 하루에도 수많은 일을 처리하고 결정해야 하는데 자꾸 깜박깜박하게 된다고 호소했습니다. 다른 건 어떻게든 참아보겠는데, 이건 도저히 해결이 안 된다면서요. 이분은 호르몬치료를 시작한 이후 확실히 많이 좋아졌다고 치료에 만족하고 있습니다.

이처럼 갱년기 여성들이 흔히 겪는 '머리가 멍한 느낌'이나 '단기 기억력 저하'를 '브레인 포그Brain Fog'라고도 부릅니다. 이런 인지 기능 저하 역시 단순한 건망증이 아니라 에스트로겐 부족이 뇌에 미치는 직접적인 영향 때문에 발생하는 갱년기 증상입니다. 에스트로겐이 뇌에서 수행하는 신경 보호 및 인지 증진 역할이 상실되기 때문이죠.

에스트로겐은 뇌세포가 주요 에너지원인 포도당을 효율적으로 사용하도록 돕습니다. 에스트로겐 수치가 감소하면 이 포도당 대사가 저하되어 뇌가 충분한 에너지를 얻지 못하기 때문에 인지 기능이 떨어지고 '멍한' 느낌이 드는 것입니다. 에스트로겐은 뇌의 혈관을 확장하고 혈류를 원활하게 하는 데에도 관여합니다. 에스트로겐이 줄어들면 뇌로 가는 혈류량이 감소하여 신경세포의 활성도가 떨어지고 집중력 저하로 이어집니다.

또한 에스트로겐은 기억력과 학습에 중요한 신경전달물질인 아세틸콜린의 작용을 조절합니다. 에스트로겐이 부족해지면 아세틸콜린의 효율성이 떨어져 새로운 정보를 기억하고 저장하는 능력(단기 기억력)이 눈에 띄게 저하됩니다. 이로 인해 이름, 단어, 약속 등을 갑자기 잊어버리는 현상이 흔해집니다. 뇌세포들이 새로운 연결을 만들고 정보를 처리하는 능력인 신경 가소성이 약화되면서 정보 처리 속도와 멀티태스킹 능력도 떨어집니다.

에스트로겐 수용체는 기억을 담당하는 뇌 영역인 해마에 특히 풍부하며, 해마의 신경세포를 보호하고 성장을 촉진하는 역할을 합니다. 갱년기에는 이 보호 효과가 사라지면서 해마의 기능이 일시적으로 위축되거나 스트레스에 취약해져 기억력 장애를 유발합니다.

이러한 인지 기능 저하가 '치매 초기'가 아닐까 염려하시는 분이 많습니다. 하지만 갱년기의 브레인 포그는 대부분 일시적인 현상으로, 완경 후 호르몬 수치가 안정되거나, 필요한 경우 호르몬치료를 받으면 나아집니다. 실제 연구에서 호르몬치료를 받고 나서 기억력, 추론 능력 등이 개선되었다는 결과가 나오기도 했습니다. 뭐든 방법이 있는 건 두려워할 필요가 없습니다.

홍조 증상이 심한 경우, 특히 밤에 홍조가 더 심한 경우는 뇌의 기능이 떨어지고 있다는 신호의 하나이기도 합니다. 갱년기 초반의 치료는 뇌를 보호하는 데 중요하고, 호르몬치료를 받은 경우 알츠하이머병에 걸릴 가능성도 떨어집니다. 최근의 연구들은 갱년기를 잘 관리하지 못하고 방치할 경우 뇌의 만성적인 염증 및 혈류 저하가 장기적으로 인지 기능에 영향을 미칠 수 있음을 시사하므로, 인지 기능 저하를 가벼이 여기지 말고 적극적으로 관리할 필요가 있습니다.

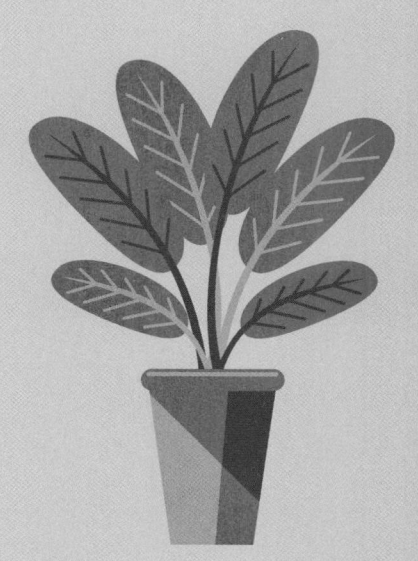

PART 3

안전하게 호르몬치료를 받는 법:

전문의가 직접 알려주는 호르몬치료

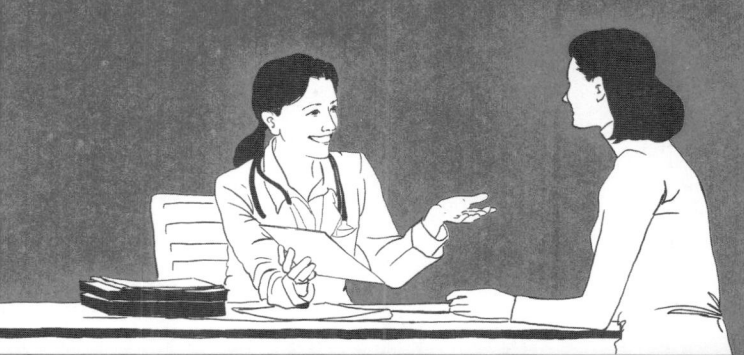

호르몬치료는 갱년기 치료 가운데 효과가 분명한 방법이지만, 동시에 가장 많은 오해와 두려움을 불러오는 치료이기도 합니다. 누군가는 위험하다고 말하고, 누군가는 아무 문제 없다고 단정하지만, 의학에서 그렇게 단순한 답은 거의 없습니다. 호르몬치료의 핵심은 '받느냐, 안 받느냐'가 아니라 '누가, 언제, 어떤 방식으로 받느냐'에 있습니다. 개인의 건강 상태와 환경 시점, 증상의 정도에 따라 같은 치료도 전혀 다른 의미를 갖습니다. 3부에서는 호르몬치료에 대해 가장 많이 묻는 질문들을 중심으로, 실제 진료 현장에서 제가 환자분들과 함께 판단하는 기준을 설명하려 합니다.

Q15.

호르몬치료를 꼭 받아야 하나요?
받으면 안 되는 경우는요?

갱년기 치료는 정답이 하나가 아닙니다. 같은 연령이라도 증상의 강도, 건강 상태, 과거 병력, 생활 방식에 따라 전혀 다른 접근이 필요합니다. 특히 호르몬치료는 맞춤 처방이 중요합니다. 피임약처럼 일괄적으로 복용하는 게 아니라, 증상과 위험 요인을 꼼꼼히 따져서 결정해야 합니다.

예를 들어 갱년기 증상으로 힘든데 매달 생리를 꼬박꼬박 하고 호르몬 검사에서도 아직 난소 기능이 정상이라면, 이런 경우에는 갱년기 호르몬제가 아니라 피임약이라 불리는 다른 종류의 호르몬제가 필요합니다. 혹은 완경 이행기에 생리가 불규칙적이긴 한데 호르몬 검사에서 아직 완경 전이라면 생리를 하는 갱년기 호르몬제를 처방하기도 합니다. 같은 갱년기 증상이라고 하더라도 개인의 현재 상태에 따라서 먹어야 하는 호르몬제가 다른 것입니다.

호르몬제의 부작용도 마찬가지로 개인에 따라 다양하게 나타납니다. 호르몬제는 매일, 몇 년을 먹어야 하는데 위장장애가 심해서 복용하기 힘들어하는 경우가 있습니다. 이런 경우는 다른 종류의 호르몬 제재로 바꾸면서 덜 힘든 약을 찾아야 합니다. 모든 호르몬을 다 먹었는데도 힘들다면 바르는 에스트로겐과 프로게스테론 경구약 조합으로 시도해봐야 합니다.

호르몬제 복용 중 가장 힘들어하는 부작용은 출혈입니다. 일단 피가 보이니 무섭고 걱정이 되어 약을 당장 끊는 경우가 많습니다. 이 경우 우선 출혈의 다른 원인이 있는지 자궁 상태, 자궁경부 상태 등을 우선 확인해야 합니다. 검사 결과 특별한 이상이 없고 출혈량이 많지 않다면 좀 기다려볼 수 있습니다. 그런데 이 '양이 많다'의 해석이 환자 본인이 생각하는 것과 제가 해석하는 것이 조금 다릅니다.

호르몬제를 먹고 피가 너무 많이 난다고 급히 병원에 오는 경우가 많습니다. 보통 생리할 때의 양과 비교하면 어떤지 물어보면, 생리할 때보다는 훨씬 적은 양이라고 답하는 경우가 대부분입니다. 생리 안 한 지 시간이 오래 지나서 없던 질출혈이 보이는 것 자체에 놀라고 당황스럽긴 하겠지만, 출혈량 자체는 그리 많지 않은 것이죠. 그렇다면 너무 걱정하지 않아도 되고 경과를 지켜볼 수 있습니다. 그런데 만약 한 달 이상 출혈이 지속되고, 출혈량이 생리량과 비슷하다면 약을 중단하거나 다른 약으로 바꿔보는 것이 좋습니다.

그다음 흔한 부작용은 부종, 체중 증가입니다. 앞에서 언급했듯 이 증상은 지방의 증가가 아니라 체내 수분의 증가로 인한 부작용이기 때문에 역시 좀 기다려볼 수 있습니다.

이런저런 부작용 생겨도 다 기다려보라니 너무 무심한 처치 아니냐고요? 하지만 우리 몸에는 수많은 종류의 호르몬이 있고, 이 호르몬들은 서로 균형을 맞춰서 각자의 역할을 합니다. 그 균형이 깨지면 스스로 다시 균형을 맞춰나가는 시간이 필요한 것이죠. 좋은 음식을 먹고, 충분히 수면을 취하고, 적당한 운동을 하고, 스트레스를 줄여나가면서 내 몸이 건강한 상태를 유지하면 호르몬도 다시 균형을 찾게 됩니다.

간혹 갱년기 증상이 심해서 호르몬제는 먹어야겠고 부작용은 걱정되고, 그래서 약을 반으로 잘라서 먹는 분들이 있습니다. 또 어떤 분은 3일에 한 번씩 먹는다는 경우도 있습니다. 그러나 둘 다 좋은 방법은 아닙니다.

호르몬은 매우 미세한 양으로 우리 몸에서 작용합니다. 정확한 이등분이 아닌 경우는 분할한 조각마다 호르몬의 양이 변하고 단면적이 넓어지면서 녹는 속도도 달라집니다. 매일 일정한 농도로 유지되지 않기 때문에 효과를 알 수 없고 부작용도 알 수 없게 됩니다. 또 호르몬제는 24시간마다 복용해서 혈중 농도를 일정하게 유지하도록 만들어진 약이기 때문에 이를테면 72시간마다 복용은 호르몬 농도를 일정하게 유지할 수 없으므로 효과를 장담할 수 없습니다.

호르몬제는 오랜 연구를 통해서 부작용은 최소화하면서 효과는 최대로 나타날 수 있도록 설계된 약입니다. 약의 조절이 필요하다고 생각되면 꼭 전문의와 상담하시기 바랍니다.

호르몬치료는 원래 우리 몸에 있다가 없어진 호르몬을 보충하는 치료입니다. 일부 가족력이나 특정 질환 등 몇 가지 주의사항을 제외하면 치료를 못 할 만큼 금기가 되는 경우는 드뭅니다. 갱년기 호르몬치료는 삶의 질을 현저히 개선할 수 있는 강력한 무기이므로, 무조건적인 두려움보다는 이점과 위험을 균형 있게 판단하는 것이 중요합니다.

그러나 호르몬치료에 대해 모든 산부인과 의사가 적극적으로 찬성하지 않는 것은 다음과 같은 현실적인 이유들 때문입니다.

첫째, 호르몬치료는 생명이 위태로운 질환에 대한 필수

적인 치료가 아닌, 주로 삶의 질 개선을 위한 치료로 간주됩니다.

둘째, 호르몬제는 유방통, 부정출혈 등 일반적인 부작용 외에 장기 복용 시 유방암 위험도를 증가시킨다는 오해가 있었습니다. 암 위험도가 높아진다고 하면 환자도 당연히 꺼려질 수밖에 없고, 처방하는 의사도 조심스러울 수밖에 없습니다. 그러나 이 부분에 대해서는 최근 FDA 발표로 호르몬제에 대한 심각한 오해가 해소된 상황이라 이제 처방하는 의사도, 복용하는 환자도 두려움에서 벗어날 수 있을 것으로 보입니다.

호르몬치료와 비호르몬치료

전반적인 갱년기 증상 치료를 위해서는 호르몬 요법이 당연히 주 치료 방법이지만, 호르몬치료가 어려운 경우, 또는 호르몬을 복용해도 일부 증상이 개선이 되지 않을 경우에는 특정 증상만을 완화하는 비호르몬 치료제가 사용됩니다.

호르몬대체요법 Hormone Replacement Theraphy, HRT

완경으로 인해 부족해진 여성호르몬(에스트로겐)을 보충
하는 치료로, 갱년기 증상 완화에 가장 확실하고 근본적
인 효과를 제공합니다.

- **주요 효과:** 안면홍조, 발한, 수면장애, 질 건조 및 성교
  통, 기분 변화 등 갱년기의 전반적인 증상을 단기간 내
  에 강력하게 완화시킵니다. 또한 장기적으로 골다공
  증과 심혈관질환 예방에 도움을 줍니다.
- **복용 형태:** 매일 복용하는 경구약, 그리고 패치(피부에
  붙이는 형태)나 겔(피부에 바르는 형태)로, 간을 거치지
  않아 경구약 대비 혈전 등 일부 부작용 위험이 낮은
  것으로 알려진 경피제가 있습니다.
- **복용 결정:** '호르몬제 복용이 암 위험을 높이는 것은
  아닌지'에 대한 걱정은 많지만, 현재 학계의 정설은 폐
  경 후 10년 이내(60세 미만)에 시작하여 개인의 위험도
  를 평가하며 최소 용량으로 안전하게 복용하면, 그 이
  득이 위험을 훨씬 상회한다는 것입니다. 전문의와 상

담하여 유방암 가족력 등을 면밀히 체크한 후 결정해
야 합니다.

비호르몬치료제(선택적 증상 치료)

HRT 복용이 불가능하거나 꺼려지는 경우, 특정 증상 완
화를 위해 다른 약물들을 사용할 수 있습니다.

- **항우울제/신경안정제:** HRT가 어려운 환자의 열감을
  완화하는 데 도움을 줍니다. 갱년기의 기분장애, 특히
  우울감, 불안, 짜증 등 심리적 증상을 조절하는 데 효
  과적입니다. 열감을 개선하는 작용이 있긴 하지만 호
  르몬 약보다 효과가 약합니다. 갱년기의 수면장애 개
  선에도 도움이 됩니다. 호르몬제를 복용해도 가끔 잠
  을 잘 못 잔다고 하시는 분들에게는 신경안정제, 수면
  유도제를 같이 처방하기도 합니다. HRT가 전신 증상
  을 모두 잡는다면, 이 약들은 정신건강 및 혈관 운동
  증상에 선택적으로 작용합니다.
- **소염진통제:** 갱년기에 시작되는 관절통, 근육통은 호

르몬제 복용으로 많이 좋아지지만, 아침마다 손가락 관절이 뻣뻣하거나 근육통이 남아 있는 경우 소염진통제를 같이 복용하기도 합니다.

· **질 내 에스트로겐 제제:** 질정이나 크림 형태로, 호르몬을 국소적으로 투여하여 질 건조증과 성교통을 완화하는 데 사용됩니다. 전신 흡수량이 매우 적어 HRT에 대한 부담이 적습니다. 질 건조증은 경구 복용약만으로는 증상 개선이 완전하지 않기 때문에 질 내 에스트로겐 치료가 필요합니다.

유방암 위험이 낮은 호르몬대체요법 제제

기존 호르몬대체요법 내에서도 유방암 위험이 상대적으로 낮거나 덜 증가한다고 알려진 특정 제제들이 있습니다.

티볼론(예: 리비알)

· **특징:** 합성 스테로이드이지만, 국내 연구에서 전통적인

복합 호르몬제에 비해 한국 여성에게 유방암 발생률을 오히려 감소시키거나 낮은 위험도를 보인다는 결과가 발표되어 주목받았습니다.

· **가격:** 갱년기 증상 치료 목적으로 보험이 적용됩니다. 보험 적용 시 일반적으로 한 달 약값이 1만 원 이내로 저렴합니다.

에스트로겐-SERM 복합제(예: 듀아비브)

· **특징:** 에스트로겐에 프로게스틴 대신 SERM(선택적 에스트로겐 수용체 조절제) 성분을 복합한 약물입니다. SERM 성분이 자궁내막을 보호하여 자궁암 위험을 낮추면서, 유방 조직에서는 에스트로겐 작용을 차단하거나 약하게 합니다.

· **유방암 위험:** 유방암 발생 위험이 복합 호르몬제보다 낮거나 유의한 증가가 없는 것으로 알려져 있습니다. 다만, 여전히 호르몬제 범주에 속하므로 유방암 환자가 사용할 수는 없습니다.

· **가격:** 보험 적용이 안 되므로 한 달 약값은 5~6만 원

선입니다.

약 복용 여부는 전적으로 증상의 심각성에 달려 있습니다. 꼭 먹어야 하는 약은 없습니다. 본인의 삶이 얼마나 불편한가 여부로 결정하는 것입니다. 지나치게 불안감을 가질 필요도 없습니다. 단, 지나치게 약을 피하는 경우 연관 질환으로 이어질 수 있다는 점은 알아두는 것이 좋습니다.

결론적으로, 약을 꼭 먹어야 하는 것은 아니지만, 증상 완화와 장기적인 건강 보호라는 두 가지 목표를 위해 전문의와의 상담을 통해 본인에게 맞는 최적의 치료제를 결정하는 것이 중요합니다.

호르몬치료를 받으면 유방암 관리가 된다

저는 호르몬제를 먹은 지 6년이 되었습니다. 그리고 1년에 한 번씩 유방 검진을 합니다.

유방 검진을 위해 병원에 가는 건 사실 쉽지 않습니다.

유방을 드러내는 것 자체가 유쾌하지 않고, 유방을 판에 놓고 누르는 게 의사인 저 역시 당연히 싫습니다. 뭐 하는지 안다고 해서 검사가 좋은 건 아니니까요.

유방암에 대한 걱정은 호르몬치료를 망설이는 가장 큰 이유입니다. 하지만 역설적이게도, 호르몬치료를 시작하면 검사를 더 적극적으로, 주기적으로 하게 되는 경향이 있습니다.

호르몬제를 처방받기 위해서는 의사의 강력한 권유에 따라 정기적으로 유방 촬영 및 유방 초음파 검사를 받아야 합니다. 평소 검진에 소극적이었던 분들도 약 복용을 위해 마지못해 검사를 받게 됩니다.

유방 종양은 작은 크기일 때 발견할수록 치료가 쉽습니다. 초기에 발견된 유방암처럼 비침습적인 암은 전이의 위험이 적고, 혹만 제거하고 방사선치료 등 비교적 간단한 치료로 충분히 극복 가능하며, 항암치료를 하지 않을 수도 있어 삶의 질 손상이 적습니다.

저는 호르몬제의 이점이 위험보다 크다고 생각합니다. 제 몸의 건강을 유지하고 삶의 질을 높이는 데 있어 호르몬제를 먹고 유방 검진을 주기적으로 하는 것이 더 좋은 방법이라고 믿습니다.

호르몬치료 시 금기 사항

호르몬치료를 고려할 때 금기되는 주요 사항이 있습니다. 현재 유방암이 있거나 과거에 치료받은 경우, 뇌졸중이나 심근경색 등 혈전이 생기는 질환의 과거력이 있는 경우, 조절되지 않는 심각한 간 기능 장애가 있는 경우, 그리고 가까운 가족 구성원 다수가 유방암 치료 이력이 있는 강력한 가족력이 있는 경우 등입니다. 또한 원인 불명의 이상 자궁 출혈이 있는 경우에도 원인 확인 후 치료를 시작해야 합니다. 물론 이런 경우는 병원에서 호르몬치료 전 적절한 조치를 취합니다.

이러한 금기 사항에 해당되지 않는다면, 호르몬제 복용으로 얻을 수 있는 이점이 리스크보다 훨씬 클 수 있습니다. 특히 갱년기 증상으로 일상생활이 힘든 분들에게는 호르몬치료만큼 드라마틱하고 확실한 효과를 주는 방법은 없습니다.

　호르몬치료는 안면홍조, 발한, 불면증, 불안, 우울감, 질
건조증과 같은 갱년기 증상을 획기적으로 개선합니다. 장
기적으로는 여성호르몬이 뼈의 생성을 촉진하고 혈관 탄
력을 유지하여 골다공증을 예방하고 심혈관계 질환의
위험도를 낮추는 데 중요한 역할을 합니다. 호르몬치료는
갱년기 전후 여성의 건강과 활력적인 삶을 유지하는 데
매우 중요한 방법입니다.

호르몬치료가 암 위험을 높인다는 이야기는 왜 나왔을까?

얼마 전(2025년 11월 11일) 미국 식품의약국FDA이 갱년기 호르몬대체요법 HRT에 대한 가장 강력한 경고였던 '블랙박스 경고'를 22년 만에 없애기로 결정했다는 기사가 나왔습니다. 블랙박스 경고란 의약품의 심각한 부작용 위험을 알리기 위해 FDA 등 규제기관이 제품 포장이나 설명서에 굵은 검은색 테두리로 강조해 표시하는 최고 수준의 경고를 의미합니다.

2002년 WHIWomen's Health Initiative 연구 결과에서 갱년기 호르몬치료로 인한 심혈관질환, 유방암 발병률 증가 등의 결과가 발표되었고 이 연구 결과를 토대로 블랙박스 경고문이 생겼습니다. 이후 호르몬치료를 받는 여성들의 수는 급감했습니다. 이렇게 해서 갱년기 호르몬 치료제는 '유방암 생기는 약'이란 오명을 쓰게 된 것입니다.

· **주요 발표 내용:** 에스트로겐과 프로게스틴을 병합하여 복용한 군에서 유방암, 심혈관질환(뇌졸중, 관상동맥질환)의 위험이 증가했다는 중간 분석 결과가 발표되었습니다,

· **미디어의 반응:** 이 결과가 '호르몬제를 먹으면 암에 걸린다'는 식으로 대중에게 단순화되어 전달되면서 갱년기 여성들 사이에 큰 공포를 불러일으켰고, 의사들 역시 HRT 처방을 중단하거나 망설이게 되었습니다.

이 2002년 WHI 연구가 실제 치료와 맞지 않고 오류가 있다는 것은 그동안 계속 지적되어왔지만, 지금까지 막강한 힘을 유지해왔습니다. 그런데 20여 년이 지나서 드디어 호르몬치료가 공포와 오명을 벗고 근거 중심 의학의 관점에서 여성 건강을 관리할 수 있는 전환점이 된 것입니다.

미국에서는 현재 이 발표가 '여성 건강에 대한 과학적 기준을 회복하기 위

한 역사적인 조치'로 평가받고 있습니다. 이 발표의 주요 내용을 정리하면, 경고를 제거하고, 경고의 근거를 재평가하며, 호르몬제 치료에 대한 긍정적 효과를 강조하는 것입니다.

· **블랙박스 경고 제거:** FDA는 HRT 제품 라벨 문구를 업데이트하여 심혈관질환, 유방암, 유력 치매probable dementia 위험에 대한 언급을 삭제할 예정입니다.

· **경고의 근거와 재평가:** 2002년 WHI를 근거로 블랙박스 경고가 적용된 후 HRT 사용량이 급감했었습니다. 그러나 FDA는 해당 연구의 유방암 진단 위험 증가는 통계적으로 유의미하지 않았으며, 연구 대상 여성의 평균 연령이 폐경 평균 연령보다 10년 이상 높은 63세였고, 현재는 사용되지 않는 호르몬 제제가 투여되었다는 점 등을 들어 과학적 근거를 재검토했습니다.

· **HRT의 긍정적인 효과 강조:** FDA는 무작위 연구를 통해 폐경 시작 후 10년 이내(60세 이전)에 HRT를 시작한 여성들은 모든 원인에 의한 사망률과 골절 발생률이 감소한다는 사실을 확인했습니다. 또한 심혈관질환 위험을 최대 50%, 알츠하이머병 위험을 35%, 골절 위험을 50~60%까지 줄일 수 있다고 밝혔습니다.

· **공식 권고사항:** FDA는 폐경 후 10년 이내 또는 60세 이전에 전신HRT를 시작하는 것을 공식 권고했습니다. (단, 전신용 에스트로겐 단독 제품의 자궁내막암 관련 박스형 경고문은 유지됩니다.)

· **신약 승인:** 블랙박스 경고 제거 외에도 갱년기 증상 치료 옵션을 확대하기 위해 화이자의 프레마린 제네릭과 비호르몬 치료제인 바이엘의 린큐트Lynkuet 등 2개 신약을 승인하였습니다.

미국 보건복지부HHS와 FDA는 이번 결정이 "잘못된 과학과 관료적 관성으로 인해 HRT에 대한 불완전한 정보를 접해왔던 여성과 의사들에게 근거 기반 의학으로 돌아가 여성들이 자신의 건강을 다시 통제할 수 있도록 할 것"이라고 강조하기도 하였습니다.

호르몬치료에 '주홍글씨'를 새긴 WHI 연구와 새롭게 증명된 사실에 대해 좀 더 살펴보겠습니다.

① 연구 대상의 문제

WHI 연구 참가자들의 평균 연령이 63세로, 이미 완경을 한참(평균 10년 이상) 지난 여성이 다수였습니다.

· 정설: 호르몬치료는 폐경 직후(60세 미만 또는 폐경 10년 이내)에 시작해야 가장 큰 이득(심장 보호 효과, 골다공증 예방 등)을 얻고 부작용 위험을 낮출 수 있습니다. 이 시기를 놓치고 늦게 시작하면 오히려 심혈관질환 위험이 증가할 수 있습니다. 즉, WHI는 호르몬치료의 '적절한 시기Window of Opportunity'를 놓친 집단을 주로 연구했기 때문에 결과가 부정적으로 나온 측면이 큽니다.

② 연구 약제의 문제

연구에 사용된 약제는 에스트로겐과 MPAMedroxyprogesterone Acetate 병합 약제인데 이 MPA 제재는 부작용으로 이미 사용하지 않는 약입니다.

③ 치료의 혜택 간과

WHI 연구는 위험 증가에 초점을 맞추었으나, HRT를 복용한 여성들에게서 고관절 골절, 대장암 위험이 현저하게 감소했다는 긍정적인 결과도 함께 나왔습니다.

결론적으로, WHI 연구는 HRT를 '언제, 누구에게, 어떻게' 사용해야 하는지에 대한 가이드 라인을 확립하는 데 기여했습니다. 현재 학계는 "폐경 증상이 심한 여성은 폐경 초기 10년 이내에 전문의와 상담하여 낮은 용량으로 HRT를 시작할 경우, 그 이득이 위험을 상회한다."는 것을 정설로 받아들이고 있습니다. 따라서 암에 대한 막연한 공포보다는 전문의와 함께 개인의 위험 요소를 정확히 평가하고 치료를 결정하는 것이 중요합니다.

Q16.

먹는 약이랑 바르는 약이 있다던데, 뭘 선택해야 하나요?

호르몬치료에 대해 많이 알려진 요즈음에는 '바르는 호르몬이 더 좋은가요?'라는 질문도 부쩍 늘었습니다.

호르몬치료는 흔히 먹는 약을 떠올리지만, 최근에는 바르는 호르몬제(경피 투여 제제)도 널리 사용되고 있습니다. 특히 '에스트레바겔'과 같은 바르는 제형은 피부를 통해 여성호르몬인 에스트로겐을 공급해줍니다. 바르는 약의 가장 큰 장점은 환자의 심적 부담을 덜어주고 위장장애를 줄일 수 있다는 점입니다. 먹는 약은 소화기관을 거치면서 메스꺼움이나 속 울렁거림 등의 위장장애를 유발할 수 있는데, 바르는 약은 이러한 불편함이 적습니다.

또 흡수율 측면에서도 바르는 약이 먹는 약보다 효율적입니다. 먹는 호르몬제는 복용 후 위장관을 통해 흡수되어 간으로 이동하며, 이 과정에서 많은 양이 대사작용으로 파괴되고 찌꺼기로 배출됩니다. 예를 들어 10의 용량을 복용해도 실제로 몸에 남는 것은 2~3 정도에 불과하기 때문에 필요한 용량보다 훨씬 많은 양을 투입해야 하는 비효율성이 있습니다.

반면, 피부로 흡수되는 바르는 제제는 간 대사를 거치지 않고 직접 혈류로 들어가므로 흡수율이 높아 저용량으로도 충분한 효과를 볼 수 있습니다. 이는 곧 호르몬 공급량을 줄여 혈전 위험이나 간 기능 장애 같은 부작용의 우려를 감소시키는 이점으로 이어집니다. 따라서 담석, 간 기능 장애, 간 수치 상승 등의 위험이 있는 환자에게는 바르는 호르몬제가 비교적 안전한 치료 옵션이 될 수 있습니다.

바르는 호르몬제는 단순히 갱년기 여성의 증상 완화를

넘어, 호르몬 분비가 원활하지 않은 다양한 의학적 상황에서 남녀 모두에게 효과적으로 사용될 수 있는 치료 방법입니다. 호르몬 분비가 원활하지 않다는 것은 신체의 내분비기관에 문제가 생겨 특정 호르몬이 부족해지는 상황을 의미하며, 이러한 경우 부족한 호르몬을 외부에서 보충하는 호르몬대체요법의 한 형태로 경피 투여 제제가 활용됩니다. 즉, 완경 및 갱년기 증상 이외에도 갱년기가 아닌 다른 원인으로 인해 난소에서 에스트로겐이 충분히 분비되지 않는 성선기능저하증을 겪는 여성에게도 적용될 수 있습니다.

좀 다른 이야기지만, 남성의 경우에도 테스토스테론 부족이 확인될 때 테스토스테론 겔이 사용됩니다. 이는 고환 기능 이상이나 뇌하수체 이상 등으로 남성호르몬 분비가 부족한 성선기능저하증을 치료하는 데 필수적이며, 나이가 들면서 테스토스테론 수치가 점차 감소하는 남성 갱년기 증상인 근력 감소, 성욕 저하, 만성 피로 등을 개선하기 위해서도 널리 활용됩니다.

하지만 바르는 호르몬제에도 단점은 존재합니다. 피부

가 민감한 사람들은 바른 부위에 피부 발진, 붉어짐, 가려움 등의 부작용을 겪을 수 있으며, 이 때문에 투약을 지속하기 어렵다는 복약 순응도 문제가 발생합니다. 또한, 바르는 약은 정확한 용량 측정이 어렵다는 단점도 있습니다. 정제된 알약과 달리 펌프 형태나 짜는 크림 형태로 사용 시 매일 사용 용량이 조금씩 달라질 수 있다는 단점이 있습니다.

현재 우리나라에 유통되는 '바르는 에스트로겐'은 에스트라바겔이라는 제품입니다. 겔 1g에 1mg의 에스트라디올이 들어 있습니다. 펌프형으로 되어 있으며 한번 펌핑하면 0.5g이 나옵니다. 보통 1g 정도 사용하니 두 번 펌핑하면 됩니다. 한 통에 50g이 들어 있어 50일 정도 사용할 수 있습니다. 보통 허벅지 안쪽이나 등, 배 등 넓은 부위에 고루 펴 바르면 되고 마를 때까지 기다려야 하는 불편감이 있습니다.

다음으로는 일반적으로 많이 사용되는 먹는 호르몬제의 종류와 특장점을 살펴보겠습니다.

경구 복용 호르몬제 중 대표적으로 많이 사용되는 약물은 '리비알'과 '안젤릭'입니다. 두 약물 모두 일반적인 갱년기 증상 조절에 효과적입니다.

안젤릭 Angelic

안젤릭은 여성호르몬인 에스트로겐과 프로게스테론이 함께 들어 있는 전형적인 호르몬제입니다.

주요 효과 및 장점

· **홍조 증상 조절:** 얼굴이 붉어지는 홍조, 열감, 땀이 많이 나는 증상 등을 상당히 잘 잡아줍니다.

· **부기 및 체중 증가 영향 감소:** 사용된 프로게스테론 성분이 수분 저류 효과가 적어 다른 약에 비해 덜 붓고 체중 증가에 미치는 영향도 적습니다.

· **질 건조증 개선:** 질 건조증 증상을 80~90% 이상 잘 조절해줍니다.

· **통증 및 관절 증상 개선:** 관절 통증, 뼈마디 불편감, 몸

의 뻣뻣함 등을 완화하고 관절의 가동 범위를 개선합
니다.

· **혈관 탄성 유지:** 혈관의 탄성을 유지하여 고혈압으로
진행하는 것을 막아주며, 혈압이 정상인 사람에게는
일시적인 혈압 하강이 나타날 수 있어 저녁 복용이 권
장되기도 합니다.

주요 부작용

· **유방통:** 가장 흔한 부작용으로, 유방이 빵빵하게 커지
고 불편하며 아픈 증상이 양측에 함께 나타날 수 있
습니다. 보통 두세 달의 적응 기간 동안 심하게 느껴질
수 있습니다.

· **부정 출혈:** 약 적응 기간 동안 출혈이 발생할 수 있으
며, 규칙적인 복용 시간을 지키지 않으면 더 심해질 수
있습니다.

리비알 Livial

리비알은 일반적인 호르몬 치료제와는 다른 기전을 가지며, 일반적인 부작용이 적은 편이라 고령층에서도 비교적 안전하게 사용됩니다.

주요 효과 및 장점

- **성욕 증가:** 약 성분이 남성호르몬으로 분화하는 부분이 있어 성욕 및 욕구 증가에 도움을 주어 성생활의 만족도를 높일 수 있습니다. 성생활을 하지 않으면 질 건조증이나 다양한 증상들이 악화될 가능성이 있는데요. 전반적인 갱년기 삶의 질 개선에 도움을 주는 약물이라고 할 수 있습니다.
- **수면 개선:** 수면을 잘 유지시키고 수면의 질을 높여주어 평소 생활에 활기를 더합니다. 의욕 저하나 불면증이 주 증상인 환자에게 효과가 좋습니다.
- **부작용 적음:** 안젤릭에서 나타나는 유방통이나 부정출혈 등의 일반적인 부작용이 매우 적습니다. 일반적으로 환자분들은 피가 나면 놀라서 호르몬제 복용을

중단하는 경우가 많은데, 물리적으로 문제가 있는 것이 아니라면 부정 출혈이 있을 경우 일단 처방한 의사와 상의해보는 것이 좋습니다.

· **안면홍조 및 질 건조증 조절:** 안면홍조와 질 건조증 조절에도 효과가 좋습니다.

주요 부작용

· **체중 증가:** 가장 큰 문제로 지적되는 부작용이며, 약 복용 후 몸이 붓거나 체중이 늘어나는 경우가 있으나 개인차가 큽니다. 이미 체중이 급격하게 증가한 환자에게는 잘 권유되지 않습니다.

· **식욕 증가:** 성욕과 함께 식욕도 증가하는 경우가 있어 체중 관리가 어려워질 수 있습니다.

· **탈모 증상:** 흔하지는 않지만, 리비알 복용 후 탈모 증상을 호소하는 경우가 있어 증상 발현 시 안젤릭 등 다른 약으로의 변경이 고려될 수 있습니다.

듀아비브 Duavive

듀아비브는 한동안 포장 문제로 인해 전량 회수되고 시중에서 구할 수 없었으나, 이제 처방이 가능해지면서 호르몬치료의 선택지가 하나 더 늘게 되었습니다. 이 약은 기존 호르몬제와는 구별되는 독특한 성분과 작용 기전을 가지고 있어 주목받고 있습니다.

듀아비브의 독특한 구성 성분 및 작용 기전

일반적인 호르몬제는 여성호르몬인 에스트로겐과 자궁내막 증식을 억제하기 위한 프로게스테론으로 구성되어 있습니다. 에스트로겐 단독 투여 시 자궁내막이 계속 두꺼워져 자궁내막증식증이나 암이 발생할 위험이 있기 때문에 프로게스테론은 반드시 병용해야 하는 성분으로 여겨져왔습니다.

그러나 듀아비브는 프로게스테론 대신 바제독시펜이라는 성분이 포함되어 있습니다. 바제독시펜은 선택적 에스트로겐 작용 조절제로, 에스트로겐의 역할을 신체 부위별로 선택하여 조절합니다. 에스트로겐은 보통 유방

과 자궁내막을 증식시키고 뼈의 형성을 촉진하는 역할
을 하는데, 바제독시펜은 이러한 작용을 선택적으로 변
화시킵니다.

- **유방 보호:** 듀아비브는 유방 세포의 증식을 억제하고
  암에 대한 위험성을 높이는 대신, 오히려 유방암을 예
  방하는 효과까지 기대할 수 있습니다. 이는 호르몬제
  복용을 망설이는 유방암 고위험군 환자들에게 매우
  좋은 선택지가 될 수 있습니다.
- **골다공증 방어:** 뼈에 대해서는 일반적인 에스트로겐처
  럼 골 형성을 촉진하고 골 감소를 막아 골다공증 치료
  에 도움을 줄 수 있습니다.
- **자궁내막 억제:** 자궁내막에서는 에스트로겐의 증식
  작용을 억제하여, 자궁내막이 두꺼워지는 것을 방지
  하는 프로게스테론의 역할을 대신 수행합니다.

이러한 독특한 기전 덕분에 듀아비브는 뼈를 튼튼하게
해주는 효과와 유방암 위험을 줄여줄 수 있다는 기대감

으로 한때 매우 인기 있었던 약물입니다.

듀아비브의 장점과 한계

듀아비브는 호르몬치료에 대한 부작용이 비교적 적은 편이어서, 증상이 크게 심하지 않을 때 안전한 치료 목적으로 많이 사용되었습니다. 유방암에 대한 걱정 없이 호르몬을 복용하고 싶은 분들이나 골다공증 위험도가 높은 분들에게는 매우 유익한 옵션입니다.

다만, 듀아비브는 다른 호르몬제에 비해 약효가 빠르게 나타나지 않는다는 한계가 있습니다. 중증의 열성 홍조나 심한 땀 분비 등으로 일상생활이 힘든 환자의 경우, 듀아비브만으로는 증상 조절이 어렵거나 효과 발현에 시간이 오래 걸려 답답함을 느낄 수 있습니다. 따라서 증상이 심하지 않은 분들에게는 안전하고 좋은 선택이지만, 증상이 심한 분들에게는 조금 부족하다고 느껴질 수 있는 약이기도 합니다.

또 다른 약과 달리 급여 인정이 안 되어 약값이 비싸다는 것도 단점 중 하나입니다.

듀아비브의 주요 부작용

듀아비브는 비교적 안전한 약이지만, 모든 약이 그렇듯 부작용이 전혀 없지는 않습니다. 일반적으로 여성호르몬 치료 시 나타날 수 있는 부작용과 바제독시펜 성분으로 인해 생길 수 있는 부작용이 함께 나타날 수 있습니다.

- **일반적인 호르몬 관련 부작용:** 유방통, 분비물 증가, 체중 변화(증가 또는 감소), 우울감, 기분 변화, 두통, 어지럼증, 구역감, 기미 등 색소 침착 등이 있을 수 있습니다. 모든 호르몬제는 호르몬 공급 시작 시 피부에 잠재되어 있던 색소를 올라오게 하여 기미 등을 유발할 수 있습니다.
- **바제독시펜 관련 부작용:** 근육 경련(쥐가 나는 증상), 말초 부종(손발이 붓는 증상), 두드러기, 입 마름 등이 나타날 수 있습니다.

듀아비브는 다른 호르몬제에 비해 안전하게 사용할 수 있는 좋은 약이지만, 이 역시 완벽한 약은 아니므로 복용

중 자신의 증상 조절 정도와 불편한 증상이 없는지 늘 지켜보며 담당 의사와 상의하는 것이 중요합니다. 갱년기 증상 반응이 좋지 않거나, 큰 증상이 없지만 골다공증에 대한 위험도가 높고 유방암에 대한 염려가 클 경우 듀아비브는 좋은 대안이 될 수 있습니다.

결론적으로, 호르몬치료는 개인의 증상, 건강 상태, 부작용에 대한 민감도가 모두 다르므로 특정 약이 무조건 우월하다고 볼 수는 없습니다. 따라서 각 약의 작용과 부작용을 명확히 이해하고, 한 달 정도 복용 후 신체 반응을 확인하며 주치의와 상의하여 자신에게 가장 적합한 약을 찾는 것이 중요합니다.

그래서 갱년기 병원을 선택할 때는, 나와 말이 잘 통하고 내 증상을 잘 이해해줄 수 있는 '평생 주치의' 개념으로 의사를 찾는 것을 추천합니다. 요즘은 다양한 플랫폼이 있어서 '저렴한' 치료에 민감한 분들이 많은데, 물론 가격은 중요한 판단 기준이지만 보험 진료는 어디나 가격이 같습니다.

의사로서 저는 '내가 한 치료로 환자가 좋아지길' 간절히 희망합니다. 수술처럼 '있었는데, 없어지는' 치료가 아니라 '함께 그 시기를 겪어나가야 하는' 갱년기 치료는 환자와 의사 간의 신뢰 관계가 치료 예후에 가장 중요한 요소이기 때문에 치료 시 진심을 전달하려고 최대한 노력하기도 합니다. 이 책을 읽는 독자들이 '내게 맞는 병원 찾기'에 대한 고민을 시작한다면, 책을 쓴 보람을 느낄 것 같습니다.

에스트로겐 단독 제제

주로 자궁을 적출한 여성에게 사용됩니다. 자궁이 있는 여성에게는 반드시 프로게스틴 병용이 필요합니다.

효과: 안면홍조, 야간 발한 등의 혈관 운동 증상 완화, 질 위축 개선, 골다공증 예방.

복합 호르몬 제제(에스트로겐+프로게스틴)

자궁이 있는 여성에게 사용됩니다. 프로게스틴은 에스트로겐의 자궁내막 자극을 억제하여 자궁내막암 위험을 낮춥니다.

효과: 에스트로겐 단독 제제와 동일한 갱년기 증상 완화 및 골다공증 예방.

제품 종류: 정제(경구)약으로만 있으며, 대표 제품으로 페모스톤, 안젤릭, 크리멘 등이 있습니다.

티볼론 Tibolone 제제

합성 스테로이드로, 체내에서 에스트로겐, 프로게스테론, 심지어 남성호르몬(안드로겐)과 유사한 작용을 할 수 있습니다.

효과: 갱년기 증상 완화, 골다공증 예방, 특히 성욕 저하에 도움을 줄 수 있습니다.

제품 종류: 리비알

천연호르몬(식물성호르몬)

식물성 에스트로겐Phytoestrogen든 콩, 석류, 아마씨 등에 함유된 이소플라본, 리그난 등의 성분으로, 인체 내 에스트로겐 수용체에 결합하여 약한 에스트로겐 유사 작용을 합니다.

특징: 호르몬제에 거부감이 있는 환자들이 선택하며, 효과는 경미하지만 비교적 안전합니다. 단, HRT를 받는 중이라면 추가 복용은 권장되지 않습니다.

태반주사 등의 유사 효과 제품

인태반주사는 우리나라 식약처어서 인정을 받은 갱년기 치료제입니다. 호르몬을 직접적으로 보충하지는 앉지만, 함유된 여러 성분들이 피로 개선, 피부 건강 등에 간접적 도움을 줄 수 있습니다. 태반주사 치료를 받은 분들의 공통적인 반응은 '피로감이 줄었다', '몸이 개운해졌다', '컨디션이 좋아졌다' 등입니다.

약물 사용 시 장점과 우려점

세상에 좋기만 한 치료는 없습니다. 장점과 단점을 알고 약을 잘 쓰는 것이 중요합니다. 지금까지 언급된 약물의 장점과 우려점들은 다음과 같습니다.

구분	장점	단점/부작용
갱년기 증상 완화	안면홍조, 야간 발한, 수면장애, 신경질, 우울증 등 자율신경 실조 증상을 가장 효과적으로 개선하여 삶의 질을 높임.	초기 유방 긴장감, 오심, 두통 등이 나타날 수 있음.
장기적인 건강	골다공증으로 인한 골절 위험을 크게 감소시키고 완경 직후 시작 시, 심혈관질환 위험을 낮출 수 있음.	정기적인 유방암 검진 필요.
기타	질 위축 및 건조 개선, 성욕 저하 개선(티볼론 등), 피부 탄력 유지.	피부 건조, 기억력 감퇴, 체중 증가 등의 갱년기 증상은 갑상선 기능저하증에서도 나타나므로 감별이 필요함.

호르몬제는 갱년기 증상으로 인한 삶의 질 저하가 심하고, 골다공증 위험이 높을 때 매우 효과적인 치료법입니다.

그러나 예전에는 유방암, 혈전증 등의 위험이 있는 것으로 알려져 반드시 전문의와 상담하여 최소 유효 용량을 최단 기간 사용하는 것이 원칙이었으나, 적절한 환자 선택과 용량 조절이 이루어진다면 안전하게 사용할 수 있습니다. 최근 국제 가이드라인(북미폐경학회, 대한폐경학회 등)은 금기사항이 없다면 장기 관리도 가능하다고 명시하고 있습니다.

Q17.

호르몬치료는 언제 시작하는 게 좋은가요? 얼마나 오래 해야 하나요?

갱년기 호르몬치료는 완경을 전후한 5년 사이에 시작하여 최소 5년 동안 지속하는 것이 가장 안전하면서도 효과적입니다. 이와 관련된 주요 질문을 네 가지로 정리해보겠습니다.

호르몬치료는 언제 시작하는 것이 좋을까요?

호르몬치료를 처음 시작하는 시기는 대개 평균 완경 연

령(49.7세)을 전후하여 5년 이내입니다. 가장 중요한 것은 완경을 했는지 여부가 아니라 갱년기 증상이 나타나는지 여부입니다. 증상이 있다면 즉시 시작을 고려해야 합니다. 생리를 아직 하더라도 안면홍조, 발한, 수면장애, 질건조, 그리고 우울감이나 불안 같은 기분 변화 등 갱년기 증상이 있다면 치료를 고려해야 하며, 생리 중인 경우 증상 조절과 함께 불규칙한 출혈을 규칙적으로 만들어주는 '주기적 요법'을 적용할 수 있습니다.

얼마나 오랫동안 지속하는 것이 안전할까요?

호르몬 치료는 일단 시작하면 약 5년 정도 지속할 것을 권유합니다. 이는 갱년기 증상을 충분히 조절할 수 있는 기간이면서도 안전성이 가장 잘 확립된 기간이기 때문입니다. 약을 1~2년 만에 중단하면 갱년기 증상이 다시 과도하게 나타날 가능성이 높아 결국 재시작하는 경우가 많습니다.

문제는 그 사이에 증상이 더 악화되어 있다는 것입니

다. 당연히 더 많은 양의 약물을 써야 증상이 호전됩니다. 생리통도 통증이 적을 때는 한 알로 잡힐 통증이, 심해지면 여러 알로도 잘 조절되지 않는 것과 마찬가지입니다. 호르몬으로 인한 증상은 몸 전체에 영향을 미치기 때문에, 다시 시작할 때는 더 많은 불편함을 잡기 위해 더 많은 약물을 써야 하는 게 당연합니다.

호르몬제 복용 후 처음 3개월은 불편한 증상들이 나타날 수 있는 시기인데, 이 시기를 지나면 적응하여 잘 지내게 되므로, 중도에 끊지 않고 꾸준히 이어가는 것이 좋습니다. 50대 여성 기준으로, 약 5년 동안 호르몬제를 복용하는 경우는 복용하지 않은 여성에 비해 유방암 발생 확률이 유의미하게 증가하지 않는다는 것이 정설입니다.

60세 이상이라면 어떻게 해야 할까요?

60대에 접어들면 호르몬치료로 얻는 이익보다 혈전 위험도 증가와 같은 위험이 커질 수 있으므로 가능한 복용하지 않는 것이 좋습니다. 다른 기저질환이 없고 건강 상태가 양호하며, 일상생활이 어려울 만큼 심한 전형적인 갱년기 증상(심한 안면홍조, 발한 등)이 있는 경우에는 비교적 부작용이 덜한 바르는 에스트로겐을 사용해볼 수 있지만, 이 또한 덜 위험하다는 것이지 위험 자체가 사라지는 것은 아니기 때문에 신중하게 사용해야 합니다. 하지만 유방암 병력이나 강한 가족력, 조절되지 않는 고혈압/고지혈증, 심한 비만 등 혈전 위험 요소가 높은 경우에는 치료를 피하는 것이 좋습니다.

안전하게 중단하는 방법이 있나요?

호르몬치료를 중단해야 할 시기(보통 5년에서 10년 사이)가 오면, 증상 재발 가능성을 최소화하기 위해 점진적으로 용량을 줄여가는 방식이 권장됩니다. 이 방법을 통해 증상을 조절할 수 있는 최저 용량을 찾아낼 수 있으며, 이를 유지할 경우 장기간 복용 시에도 위험도를 최소화할 수 있습니다. 용량 자체를 줄이더라도 매일 복용하는 것이 약의 반감기를 고려하여 증상을 일정하게 조절하는

데 가장 효과적입니다. 어떤 경우든 호르몬치료를 중단하거나 용량을 조절할 때는 반드시 담당 의사와 충분히 상의하여 개인의 증상과 위험 요소를 고려한 최적의 방법을 찾는 것이 중요합니다.

Q18.

호르몬치료 받으면
바로 살찌고 붓는다던데요?

결론부터 이야기하면, 호르몬제를 먹든 안 먹든 갱년기에는 체중이 늘기 쉽습니다. 많은 분들이 호르몬제 복용의 가장 큰 부작용으로 유방암과 함께 체중 증가를 염려합니다. 호르몬치료를 시작하며 체중이 늘었다고 생각하는 분들이 많아, 약 때문에 살이 쪘다고 오해하시기도 합니다. 하지만 이는 호르몬제 복용만의 문제는 아닙니다.

호르몬제를 복용하고 나서, 저도 며칠간은 음식 생각이 하루 종일 나서 신기했습니다. 실제 저녁에 가서 많이

먹기도 했고, 살도 쪘고요

이후에 '이게 호르몬제 때문이구나'라고 인식한 후에는 음식을 자제하려고 노력도 하고, 뭔가 먹고 싶으면 아예 산책을 나가버린다든지 하는 방법으로 음식을 좀 줄여보려고 노력했습니다. 겨울이었는데, 덕분에 근육량이 조금 늘어나는 '긍정적 부작용'이 생기기도 했죠.

저처럼 음식 생각이 막 떠오르고 먹는 것마다 맛있다고 느끼게 되는 경우도 있고, 반대로 되려 음식 생각이 전혀 나지 않는다는 경우도 있습니다. 진료실에 호르몬제 부작용이 생겼다고 하면서 방문하는 분들은 대부분 체중이 늘었다고 오는 경우들입니다. 호르몬제 부작용으로 '체중이 줄었다' 혹은 약에 잘 적응해서 '체중이 그냥 유지되었다' 등의 이야기는 주변에 알려지지 않을 가능성이 크죠. 그러니 모든 것이 '호르몬제 때문이다'라는 생각으로 무작정 호르몬제 치료를 거부하기보다는 찬찬히 우리 몸의 변화와 변화 이유에 대해서 같이 알아보면 좋겠습니다.

갱년기에 체중이 증가하는 이유

갱년기가 되면 호르몬치료 여부와 관계없이 대부분의 여성에게 체중 증가가 나타납니다.

가장 크게는 나이가 들수록 신진대사가 활발했던 젊은 시절에 비해 기초 대사량이 점점 줄어들기 때문입니다. 이는 어찌 보면 자연스러운 노화 과정 중 하나이며, 특히 근육량이 감소하는 것과 깊은 관련이 있습니다. 우리 몸에서 근육은 다른 조직에 비해 더 많은 에너지를 소모하는 기관인데, 나이가 들면서 근육이 줄어들기 때문에 그냥 가만히 있어도 소모되는 열량, 즉 기초 대사량이 감소하게 되는 것입니다. 활동량을 늘리거나 식사량을 줄이지 않으면 자연스레 살이 찌게 됩니다.

또한 완경 전에는 여성호르몬 덕분에 주로 하체에 살이 붙는 경향이 있지만, 완경을 기점으로 여성호르몬이 줄어들면 복부 비만이 급격하게 증가합니다. 여성호르몬이 복부 비만을 방어해주는 역할을 하는데, 이 방어력이 떨어지기 때문입니다.

제가 수많은 환자들을 지켜본 바로는, 호르몬제를 복

용하든 안 하든 갱년기에는 체중이 늘어나는 경우가 많습니다. 오히려 호르몬제를 복용하면 복부비만에 대해 약간의 방어력이 생겨 찌는 속도를 조금 늦춰주기도 합니다.

체중 증가와 부기를 최소화하는 방법

호르몬제를 먹으면서 체중 증가가 나타났다고 해서 이를 무조건 약 때문이라고 단정하기보다는 다음과 같은 측면을 먼저 점검해보는 게 좋습니다. 특히 '몸이 붓는다'고 호소하는 분들이 많은데, 이는 복용하는 약물과 관련이 있을 수 있습니다.

약물이 문제라면?

호르몬제는 에스트로겐 단독 제제도 있지만, 주로 에스트로겐과 프로게스테론 성분이 배합되어 있습니다. 자궁내막 보호를 위해 첨가하는 이 프로게스테론 성분이 체중 증가 및 붓는 느낌과 관련이 있습니다.

프로게스테론은 생리 전에 분비되는 호르몬과 유사한 작용을 합니다. 이 때문에 약을 복용하는 동안 마치 생리 전처럼 단 음식이나 특정 음식이 당기거나 몸이 붓는 느낌(부종)을 가질 수 있습니다. 드물지만 두통 같은 증상이 나타나기도 합니다.

항암치료를 받는 환자들이 항암제 부작용으로 식욕이 떨어져서 음식을 잘 못 먹을 때 처방하던 약이 메게스테롤이라는 약인데, 이 메게스테롤이 합성 프로게스테론의 일종입니다. 한마디로 식욕 증진제로 쓰일 수 있는 성분입니다. 그런 성분이 포함되어 있으니, 일부 호르몬제를 드셨을 때 식욕이 증가한다는 느낌을 가질 수도 있는 것입니다. 이 또한 사람마다 달라서, 누군가는 그렇게 느끼고 누군가는 그렇게 안 느끼겠죠. 이건 생리 전에 누구나 다 식욕이 느는 건 아니라는 걸 생각하면 됩니다.

만약 호르몬제 복용 후 체중이 급격히 늘거나 붓는 것 같다면, 섣불리 약을 중단하기 전에 담당 의사에게 상의하는 게 먼저입니다.

- **체중 증가 및 부기가 적은 약제 선택:** 프로게스테론 성분도 여러 종류가 있으며, 체중 증가와 부기를 덜 유발하는 종류의 약이 분명히 있습니다. 예를 들어, 안젤릭 같은 약은 체중 증가가 적어, 기존에 체중 증가가 많았거나 콜레스테롤 수치가 높아 우려되는 분들에게 처방을 고려합니다.

- **복용 환경 점검:** 리비알 같은 약은 기분을 좋게 하고 활력을 주지만, 이로 인해 활동이 늘어나면서 음식 섭취가 늘어 살이 찔 수 있습니다. 약 자체보다 '약으로 인해 만들어진 환경' 때문에 살이 찌는 경우가 많으니, 평소 식단을 잘 모니터링해야 합니다.

식단이 문제라면?

나이 들수록 기초 대사량이 줄어들기 때문에, 젊은 시절과 똑같이 먹으면 살이 찌는 것은 당연합니다.

- **'배고프지 않은' 느낌:** 건강한 음식을 많이 먹는 것도 피해야 합니다. 예를 들어, 잡곡밥이라도 두 그릇을 먹

으면 안 됩니다. 평소 한 그릇을 먹었다면 4분의 3 정도로 양을 줄이는 것이 좋습니다. 살이 안 빠진다고 하는 분들은 대부분 '많이' 먹습니다. 칼로리가 적더라도 많이 먹으면 몸이 부을 수도 있고 다양한 대사에 부담을 줄 수 있습니다. '건강한 음식이니 배불리 먹어야겠다'가 아니라 '배고픈 느낌만 없게' 먹는 데 익숙해져야 합니다. 제가 환자분들께 이야기하는 '배고프지 않은 느낌 적응'을 위한 세 가지 방법을 공유해보겠습니다. 근본적인 해결책이 아니라고 해도, 스스로의 생활을 돌아보고, 스스로에게 위안을 주는 생활 습관으로는 좋은 방법입니다.

1) **'눈으로 보세요' 일기:** 지금 갱년기라면, 온라인 애플리케이션보다는 수첩에 적기가 더 익숙할 것입니다. 저는 두 가지 방법을 추천합니다. 하루 동안 먹은 것들을 모두 적는데, 수첩에 적어두거나 포스트잇에 적어 냉장고에 붙여두는 겁니다. 환자분들이 입을 모아 하는 말이 "몰랐는데, 제가 생각보다 많이 먹더라고

요."입니다. 살이 안 빠진다면 생각보다 많이 먹고 있을 가능성이 큽니다.

2) 입안을 예쁘게 '화장': 요즘은 다양한 기능과 종류의 칫솔, 치약이 많이 나옵니다. 예쁜 칫솔과 신기한 치약을 사보세요. 미백치약도 사보고, 구취제거치약도 사보고, 잇몸을 건강하게 한다는 치약도 사보는 겁니다. 민트볼이나 스프레이처럼 다양한 구강용 제품들도 있습니다. 점심과 저녁식사 후에 이 예쁘고 신기한 제품들을 사용해보세요. 처음 화장을 시작할 때 신기해서 이것저것 써보는 것처럼요. 그런 기분으로 양치를 해보고 다양한 '구강템'을 써보면, 중간에 간식 생각을 많이 줄일 수 있습니다. 그런 상쾌함에 한번 적응하고 나면 그 상태를 유지하려고 중간에 공복을 늘리게 되는 효과도 있습니다.

3) 다 먹을 거야 '위안': 식욕이 있는데 못 먹는다고 생각하면 더 먹고 싶습니다. 인간이라는 존재는 뭐든 금지된 걸 욕망하기 마련이니까요. 그러니, '나는 뭐든 다 먹을 수 있는 사람'이라고 스스로에게 항상 위안

을 주세요. 보상심리 때문에 생기는 '더 먹어야지, 오늘까지만 먹어야지' 같은 생각을 많이 줄일 수 있습니다.

· **삼키는 것 주의, 씹는 것보다 훨씬 위험:** 유명 음료 프랜차이즈인 스타벅스에 가면 음료별 열량이 다 적혀 있습니다. 저는 카페인에 민감해서 디카페인으로 돌체라떼를 한 잔씩 마시곤 합니다. 너무 맛있죠. 그런데 열량을 보면, 밥 한 그릇을 300kcal이라고 할 때 카페모카는 거의 비슷하고(약 294), 제가 사랑하는 돌체라떼는 약간 못 미치는 정도(약 255)입니다. 카라멜 마키아또는 약 250kcal로 밥 한 그릇보다 약간 낮습니다. (hot, 톨 사이즈 기준)

이러한 음료들이 대부분 설탕과 시럽이 많이 들어간 단당류라는 점도 문제입니다. 믹스커피와 마찬가지로, 한 끼 식사만큼의 칼로리를 액체 형태로 마시는 것은 혈당을 급격히 올리고 체지방으로 쉽게 축적되게 만듭니다. 기초 대사량이 감소하는 갱년기에는 이러한 음료를 자주 먹는 것을 조심 정도가 아니라 '경계'해야 합니다. 대체 음료로 물이나 무설탕 음료를 먹는 것이 좋긴 한데, 현실적으로 쉽지는 않죠. 이럴 때는 차라리 단 음료보다는 '단 덩어리'를 먹는 게 낫습니다. 음료보다는 배가 좀 차기 때문에 욕구를 잠재우는 데는 조금 도움이 됩니다.

- **밥보다 달걀**: 밥 양은 줄이되, 고기 등 단백질 종류의 섭취량을 늘리는 것이 좋습니다. 나이 들수록 근육량 유지를 위해 단백질 섭취는 매우 중요합니다. 그리고 포만감이 매우 높아서 식사 전에 '달걀 먹기'를 실천하면 식사량 줄이는 데 현저하게 도움이 됩니다.

운동이 문제라면?

규칙적인 운동은 수면의 질을 높이고 건강 유지에 매우 좋지만, 살을 빼기 위한 목적으로만 하기는 어렵습니다. 열심히 운동을 하고 나면 배가 고파져서 '이 정도 운동했으니 이 정도는 먹어도 되겠지'라는 보상 심리가 생겨 식사량을 늘리게 될 수 있기 때문입니다. 운동을 하더라도 식단 관리는 철저히 해야 합니다.

또한 갱년기에는 골다공증에 취약합니다. 체중이 급격히 감소하면 골다공증 위험이 더 높아질 수 있습니다. 무리하게 살을 빼기보다는, 복부 지방량을 줄이고 근육량을 늘리는 건강한 몸을 만드는 데 집중하는 것이 더 좋습니다.

결론적으로, 호르몬치료를 시작할지 말지는 호르몬제의 이점과 부작용을 잘 저울질하여 결정해야 합니다. 체중 증가에 대한 염려로 치료를 주저하고 있다면, 의사와 상의하여 체중 증가가 적은 약물로 시작해보는 것도 좋은 방법입니다.

놓치고 있는 호르몬, 프로게스테론의 중요성

갱년기 호르몬치료를 이야기할 때 보통은 에스트로겐이라는 여성호르몬을 보충하는 것을 떠올리지만 사실 에스트로겐 단독 요법 시 자궁내막이 과증식하는 문제를 막기 위해 프로게스테론을 함께 쓰는 방식으로 치료하는 경우가 많습니다. 이는 에스트로겐 단독 요법이 자궁내막암 발생 위험을 높이기 때문입니다.

더불어 많은 갱년기 증상은 프로게스테론 부족 때문에 나타나기도 합니다. 일부 여성은 갱년기에 접어들었음에도 에스트로겐 수치는 정상적으로 유지되지만, 프로게스테론은 이미 떨어지기 시작합니다. 이러한 프로게스테론 저하가 안면홍조, 우울감, 불안, 불면, 피로감 등의 갱년기 증상을 유발할 수 있습니다. 환자가 갱년기 증상을 호소하는데도 병원에서 호르몬 수치가 정상이라며 갱년기가 아니라는 진단을 받는 경우가 생기는 것은 바로 이 프로게스테론 저하를 간과했기 때문일 수 있습니다.

따라서 갱년기 증상이 있다면 에스트로겐 수치뿐만 아니라 프로게스테론 수치까지 함께 검사하여 전체적인 호르몬 상태를 파악하는 것이 중요합니다. 프로게스테론 수치가 떨어져 있다면, 이를 보충해주는 치료를 통해 증상을 완화할 수 있습니다.

프로게스테론이 부족할 때 나타나는 증상

프로게스테론은 배란 후 분비되어 여성의 몸에서 자궁내막을 보호하고 임신이 가능하도록 유지해주는 역할을 합니다. 이러한 프로게스테론이 부족해지면 내막을 안정적으로 유지하는 능력이 떨어지면서 다양한 문제가 발생합니다.

· **불규칙한 출혈 및 과다월경:** 자궁내막을 안정시키는 프로게스테론이 부족해지면 갱년기에 접어들면서 불규칙적인 출혈이 생기거나, 내막이 한없이 두꺼워지면서 생리량이 급격히 많아지는 과다월경이 발생할 수 있습니다. 이는 심각한 빈혈이나 쇼크를 유발할 수도 있으며, 심한 경우 자궁 적출 수술까지 초래하는 원인이 됩니다. 이 기간에 프로게스테론을 보충해줄 경우 생리주기를 규칙적으로 유지하고 과다 출혈을 조절하는 데 큰 도움이 됩니다.

· **생리 직전 증상 심화:** 프로게스테론은 생리 직전에 수치가 뚝 떨어지는데, 이때 나타나는 감정 기복, 우울, 불안, 짜증, 수면장애 등은 프로게스테론 부족에 의한 증상과 같습니다. 따라서 프로게스테론이 떨어지는 시기에 발생하는 갱년기 증상 역시 프로게스테론을 보충해주어야 조절될 수 있습니다.

프로게스테론 보충 방법

프로게스테론 보충은 다양한 방법을 통해 이루어질 수 있으며, 특히 에스트로겐 수치는 아직 괜찮지만 프로게스테론 수치만 떨어지는 갱년기 초입 여성에게 유용합니다.

· **미레나 유지:** 이미 미레나와 같은 프로게스테론 분비 자궁 내 장치를 시술한 경우, 이를 제거하지 않고 유지하면 꾸준히 프로게스테론이 공급되

어 갱년기 증상을 완화할 수 있습니다.

· **프로게스테론 약물 주기적 복용:** 생리가 있는 여성의 경우, 배란기 즈음부터 생리 직전까지 열흘 정도 프로게스테론 약물을 복용하는 사이클 방식을 통해 프로게스테론을 보강해줄 수 있습니다.

· **에스트로겐-프로게스테론 병용 약물 사용:** 에스트로겐과 프로게스테론이 함께 배합된 약물을 사용하여 증상을 조절할 수도 있습니다.

· **바르는 프로게스테론 크림:** 의약품으로 통용되지는 않으나 해외에서는 얌 크림과 같이 프로게스테론을 보충해주는 제품들이 있으며, 약물 복용을 꺼리는 경우 최소한의 방법으로 이를 사용하여 증상 호전을 경험하기도 합니다.

프로게스테론 부족은 기분 변화, 통증, 골다공증 등 다양한 문제를 심화시킬 수 있으므로, 갱년기 초기에 일찍 진단받아 프로게스테론을 보충해준다면 보다 편안하게 시기를 넘길 수 있습니다. 갱년기 초입에 문제가 되는 호르몬이 프로게스테론일 수 있다는 점을 이해하고, 일반적인 에스트로겐 요법으로 증상이 잘 조절되지 않는다면 프로게스테론을 같이 쓰는 방법이나 프로게스테론의 종류를 바꾸어 보는 방법을 고려해볼 필요가 있습니다.

Q19.

천연호르몬이나 식물성호르몬이 약보다 안전하지 않나요?

천연호르몬이나 식물성호르몬이 약보다 안전하지 않냐고 묻는 분들도 많습니다. 그러나 천연 또는 식물성 성분이 일반적인 호르몬대체요법보다 낫다고 볼 수는 없습니다. 갱년기 증상이 경미하다면 도움을 받을 수 있지만, 중증의 증상을 조절하거나 골다공증 예방과 같은 확실한 효과를 위해서는 의학적으로 입증된 호르몬제를 사용하는 것이 더 효과적이고, 무엇보다 예측 가능합니다.

단, 호르몬제를 처방할 수 없거나 환자가 원할 때 천연/식물성 성분을 권하기도 합니다.

천연 또는 식물성 성분(주로 이소플라본, 승마 추출물 등)
은 에스트로겐과 유사한 작용을 하는 파이토에스트로
겐Phytoestrogen을 함유하고 있습니다. 그러나 의학적 호르몬
제HRT의 이점을 따라가기는 어렵습니다.

· **경증 증상 완화:** 이들은 경미하거나 초기 갱년기 증상
  (가벼운 홍조, 우울감 등)을 완화하는 데 일부 도움을
  줄 수 있습니다.
· **효과가 불확실함:** 그러나 그 효과의 강도나 흡수율, 체
  내 작용 방식이 의약품인 호르몬제만큼 일정하거나
  강력하지 않기 때문에, 중증의 갱년기 증상(심한 발한,
  불면증)을 조절하는 데는 한계가 명확합니다.
· **골다공증 예방 효과 미흡:** HRT의 주요 목적인 골밀도
  저하 예방과 같은 장기적인 의학적 효과는 식물성 제
  제에서 입증되지 않았거나 매우 미흡합니다.

의사의 처방을 받는 호르몬대체요법은 정확히 용량이
정해진 의약품입니다.

· **확실한 증상 조절:** HRT는 중증의 홍조, 발한, 수면장애 등 갱년기 증상을 가장 빠르고 효과적으로 조절할 수 있습니다.

· **입증된 이점:** 골다공증 예방, 심혈관계 건강 보호(치료 시작 시기에 따라 다름) 등 의학적으로 입증된 명확한 이점을 제공합니다.

· **안전성 관리:** 호르몬제 사용 시 우려되는 유방암, 혈전 등의 위험은 복용 기간(보통 5년 이내)과 환자의 건강 상태(흡연, 비만, 기저질환 등)에 따라 관리하며 처방할 수 있습니다.

따라서 증상이 경미하고 약물 복용에 대한 거부감이 클 경우에는 천연/식물성 보조제를 시도해볼 수 있습니다. 그러나 갱년기 증상이 일상생활을 방해할 정도로 심하거나, 호르몬 부족으로 인한 골다공증 예방이 주된 목적이라면, 담당 의사와 상의하여 위험 요소를 관리하면서 의학적으로 검증된 호르몬치료제를 사용하는 것이 현재까지 가장 효과적이고 안전한 방법입니다.

호르몬제 먹어도 안 좋아진다던데요?

이런 질문도 있습니다. 호르몬제를 복용해도 증상이 안 좋아졌다고요. 하지만 이 말은 오해일 가능성이 높습니다. 대부분의 갱년기 증상은 호르몬치료를 통해 조절될 수 있으며, 만약 효과가 없다면 약이 환자에게 맞지 않거나, 아직 충분한 시간이 지나지 않았거나, 다른 치료가 병행되어야 하는 경우일 수 있습니다.

호르몬제를 복용했는데도 증상 호전이 더디거나 없다고 느껴지는 데에는 몇 가지 이유가 있을 수 있으며, 이는 대부분 해결 가능한 문제입니다.

· **시간이 필요한 경우:** 호르몬치료는 감기약처럼 즉각적인 효과를 기대하기 어렵습니다. 특히 관절통이나 불면증 같은 증상은 시간이 필요합니다. 열감과 안면홍조는 가장 빨리 좋아지는 증상으로, 보통 수일에서 1개월 내에 호전되는 반면, 불면증이나 관절통은 열감보다 더디게 호전되어 3개월 이상의 시간이 필요할 수 있습니다.

· **약의 종류와 용량이 맞지 않는 경우:** 모든 갱년기 증상이 한 가지 약으로 해결되는 것은 아닙니다. 예를 들어, 홍조가 매우 심한 경우 안전성을 위해 선택한 듀아비브 같은 약이 증상 조절에 충분하지 않을 수 있습니다. 만약 증상 조절이 미흡하다면 약을 바꾸거나 용량을 조절함으로써 충분히 원하는 효과를 얻을 수 있습니다. 환자에게 맞는 약을 찾는 과정이 필요합니다.

· **복합적인 치료가 필요한 증상인 경우:** 특히 질 건조증처럼 진행이 심한 증상은 호르몬제 복용만으로는 개선에 시간이 오래 걸릴 수 있습니다. 질정 같은 국소 호르몬치료나 레이저 시술, 수분 주입술 등 다른 치료 방법을 병행하면 증상 개선 속도를 높일 수 있습니다.

· **증상에 대한 체감의 차이:** 통증처럼 강도가 서서히 낮아지는 증상은 환자가 '완전히 안 아프다'고 느끼기 어렵기 때문에, 사실은 호전되고 있음에도 불구하고 효과가 없다고 느낄 수 있습니다.

대부분의 갱년기 환자는 호르몬치료를 통해 삶의 질이

크게 개선됩니다. 약으로 증상이 충분히 조절되지 않는다 해도, 그것이 '치료가 불가능하다'는 의미는 아닙니다. 조급해하지 않고 3개월 이상의 충분한 기간 동안 약을 복용하며 경과를 관찰한 후, 담당 의사와 상의하여 약의 종류나 용량을 조절하거나 다른 치료를 병행한다면 결국 증상 조절이 가능한 범위로 끌어올릴 수 있습니다.

PART 4

병원, 검사, 약물, 호르몬치료의 모든 것:
나에게 맞는 치료 결정하기

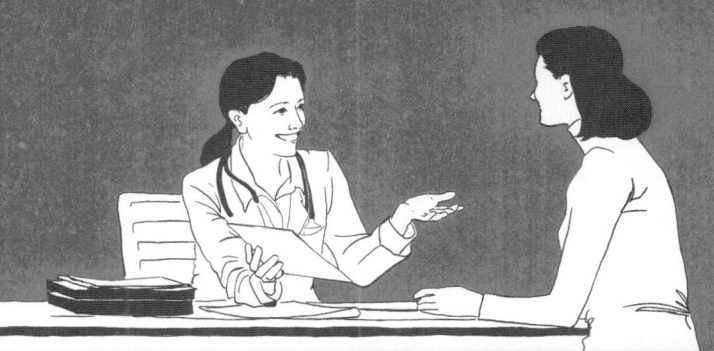

갱년기 치료는 '호르몬을 먹을지 말지'만의 문제가 아닙니다. 검사가 필요한지, 어떤 옵션이 있는지, 어떤 치료가 나에게 맞는지, 그리고 무엇을 꼭 피해야 하는지를 아는 것이 훨씬 중요합니다. 하지만 실제 진료실에서는 "그냥 참으라는 말만 들었어요." "호르몬은 무섭다던데요?" 같은 두려움과 오해가 너무 많습니다. 4부에서는 병원에서 받을 수 있는 진단과 치료 옵션을 객관적으로 정리해, 스스로에게 맞는 선택을 할 수 있도록 안내하겠습니다. 당신의 몸을 위한 '맞춤형 전략'을 세우는 파트입니다.

Q20.

병원 가야 되나요,
그냥 버텨도 되나요?

"건강검진은 다 정상이래요. 그런데 저는 왜 이러죠?"

진료실에서 자주 듣는 이야기입니다. 그럴 때 저는 이렇게 말씀드립니다.

"검진 수치는 정상이지만, 몸은 비정상일 수 있어요."

건강검진은 암, 당뇨병, 고혈압 같은 질병을 찾는 데는 효과적입니다. 하지만 갱년기는 질병이 아니라 전환기, 즉 '상태의 변화'입니다. 그래서 수치로 잘 보이지 않고, 문진 없이는 놓치기 쉽습니다. 예를 들어, 한 여성은 매일 밤

자다 깨고, 불안감과 집중력 저하를 겪고 있었습니다. 하지만 건강검진 결과는 '완벽'했죠. 그런데 이는 전형적인 갱년기(완경 이행기) 증상이었습니다.

최근에는 TV 프로그램이나 유튜브, 포털 사이트에 넘쳐나는 건강 정보로 인해 '갱년기'의 대표적인 증상들이 예전에 비해 널리 알려져 있습니다. 40대 이상의 여성이라면 아마 어느 정도 '아, 내가 갱년기구나.' 하는 자각이 가능할 겁니다.

이러한 증상들을 바탕으로 갱년기의 진행 정도를 파악하는 자가진단표도 있습니다. 쿠퍼만 지수Kupperman Index는 미국의 내분비학자 쿠퍼만 박사가 1950년대에 고안한 리스트로, 현재도 산부인과에서 초기 문진에 흔히 사용하는 기초적인 지표입니다. 여러분도 자신의 상태를 한번 체크해보세요. (211쪽 참조)

하지만 이러한 자가진단에만 의존하는 것은 자칫 위험할 수 있으니, 병원에 가기 전에 자신의 상태를 가늠하는 보조적인 수단으로만 활용하는 것이 좋습니다. 앞서 언급했듯이 다른 심각한 질환의 증상을 갱년기 증상으로 혼동할 수도 있기 때문입니다. 특히 타액검사 같은 비과학적 방법은 피해야 하며, 정확한 혈액검사만이 신뢰 가능한 기준입니다. 산부인과에서는 문진과 채혈을 통한 호르몬검사 등을 거쳐 종합적으로 완경과 갱년기 여부를 판단하며, 방법은 다음과 같습니다.

증상의 조합

생리주기가 달라지기 시작하고, 외부 기온과 상관없이 더위를 심하게 느끼거나 땀이 많이 나고, 자다가 자주 깨고, 기분이 오락가락하는 등 여러 가지 증상이 갱년기 초반에 나타나기 시작합니다. 이때 단일 증상보다는 패턴을 봐야 합니다. 생리주기가 점점 짧아지다가 시간이 지나면서 주기가 오히려 길어지고 한두 달 건너뛰기 시작합니다. 그러다가 생리가 없어지고 그 상태로 1년이 지속되면 '완경'이라고 볼 수 있습니다.

호르몬 검사

일반적으로 난포자극호르몬FSH 검사 수치가 30~40mIU/ml일 때 완경으로 진단합니다. 하지만 호르몬 수치는 몸의 여러 가지 요인에 영향을 받기 때문에 한 번의 호르몬 검사만으로 완경을 진단하지는 않습니다. 정확한 진단을 위해서는 일반적으로 2회 이상의 반복 측정이 필요합니다.

난소나이검사라고도 불리는 난소기능검사AMH 검사는 생리주기나 다른 영향을 받지 않는 호르몬이기 때문에 난소 기능 평가에 유용한 지표입니다. 보통 이 AMH 수치가 0.5 미만이면 완경이 가깝다고 볼 수 있고 완경 이후에는 검출되지 않습니다.

호르몬 검사가 꼭 필요한 경우와 그렇지 않은 경우는 다음과 같습니다.

호르몬 검사가 꼭 필요한 경우

· 45세 미만인데 생리가 끊기고 증상이 있을 때
· 자궁절제술을 받은 경우

· 완경 이행기가 의심되지만 명확하지 않을 때

· 호르몬치료 시작 전 용량, 약제 결정에 참고하기 위해

호르몬 검사가 꼭 필요하지 않은 경우

· 50세 전후로 생리 변화와 갱년기 증상이 분명한 경우

내 증상은 일반적일까?

갱년기 증상은 사람마다 나타나는 양상과 강도가 천차
만별입니다. 그러니 남들이 어떻다고 하는 말들에 갈팡
질팡하지 마세요. 기본적으로 내가 불편함을 느낀다면
그 정도가 어떻든 가까운 산부인과 의원을 방문해 상담
부터 받아보는 것이 좋습니다. 건강에 관해서는 모자라
는 것보다 넘치는 것이 백배 나으니까요. 그래도 병원에
갈지 말지 고민이 된다면, 치료가 필요한 정도인지 아닌
지를 판단하는 데 도움이 될 수 있는 기준을 살펴보겠습
니다. 증상이 일상생활의 질Quality of Life, QoL을 얼마나 저해
하는지가 병원 방문의 가장 중요한 기준입니다.

일반적·관리 가능 수준

· 가끔 안면홍조가 나타나거나 식은땀이 나지만, 업무나 사회생활에 큰 지장을 주지 않는 정도입니다.

· 잠을 약간 설쳐도 낮 동안 집중력 저하가 심하지 않고 일상 활동이 가능한 수준입니다.

· 가끔 기분이 오르락내리락하지만, 스스로 기분 전환을 할 수 있고 하루이틀 내에 회복됩니다.

· 관절에 가벼운 불편함은 있지만, 운동이나 스트레칭으로 통증이 어느 정도 해소됩니다.

치료 고려 수준(병원 방문 권장)

· 빈번한 안면홍조와 야간 발한으로 인해 중요한 회의나 모임을 피하게 되거나, 밤에 자주 깨서 만성적인 수면 부족 상태가 2주 이상 지속됩니다.

· 이유 없이 우울감, 불안감, 짜증이 심해져서 가족관계나 직장생활에 부정적인 영향을 미칩니다.

· 성교할 때의 통증이나 질 건조로 인해 부부관계에 지장이 생겨 삶의 만족도가 현저히 떨어집니다.

· 앉았다 일어날 때마다 '아이고' 소리가 절로 나올 정도로 관절 통증이 심해져 일상 활동에 제약이 따릅니다.

일시적인 스트레스나 환경 변화로 인한 증상은 자연적으로 호전될 수 있지만, 호르몬 변화로 인한 증상은 지속적이고 누적되는 경향이 있습니다.

· **지속 기간:** 위에서 언급한 불편한 증상들이 3개월 이상 지속되거나 시간이 갈수록 더 심해지는 경향을 보인다면 의학적 개입을 고려해야 합니다.
· **예측 불가능성:** 내 마음대로 통제되지 않는 예측 불가능한 증상(예를 들어 갑작스러운 공황이나 분노)이 나타난다면 전문가의 도움을 받아야 합니다.

증상이 그리 심하지 않더라도 초기에 적절한 치료를 받게 되면 갱년기를 훨씬 수월하고 건강하게 보낼 수 있습니다. '남들 다 겪는 갱년기에 너무 유난 떠는 거 아닌가?'라고 생각하지 마시고, 현재와 미래의 삶의 질을 개선한다는 장기적인 차원에서 접근이 필요합니다. 우리나라 여성들은 뭐든 참는 데 도가 터서, 몸과 마음의 고통을 너무 '잘' 참습니다. 그러다가 정말 심각한 상태가 되어서야 병원을 찾습니다.

제가 진료실에서 많이 듣는 말 중 하나가 "참지 말고 진작 올 걸 그랬어요. 왜 이제야 왔을까요."입니다. 의료보험 적용이 가능한 저렴하고 가벼운 치료로 훨씬 호전될 수 있는 증상을 참고 견디거나 방치하면, 나중에는 치료 과정도 힘들고, 더 오래 걸리고, 돈도 더 많이 들고, 잘 낫지도 않는 경우를 너무 많이 봤습니다. 갱년기 치료는 단지 '고통'을 멈추는 것을 넘어, '나다운 삶'을 유지하도록 돕습니다.

· **빠른 증상 해소:** 호르몬치료나 비호르몬치료를 통해 괴로웠던 안면홍조, 불면증, 감정 기복 등이 빠르게 개선되어 사회생활과 대인관계의 질을 즉시 회복할 수 있습니다.

· **감정적 안정:** 갱년기 우울감이나 짜증은 호르몬 불균

형에서 오기 때문에, 이를 바로잡아주면 스스로에 대한 통제력을 되찾고 가족 및 주변인과의 갈등을 줄일 수 있습니다.

· **골다공증 예방:** 관절통과 함께 찾아오는 골밀도 감소를 약물로 적극적으로 관리하면, 노년성 골절 위험을 크게 낮출 수 있습니다.

· **심혈관질환 위험 감소:** 혈관을 보호하는 에스트로겐을 보충하거나 대사 상태를 개선함으로써 완경 후 급증하는 심혈관질환을 예방하는 데 도움이 됩니다.

왜 산부인과일까?

건강검진은 '질환'을 특정하는 검사입니다. 하지만 완경 이행기는 질병이 아니라 '균형 상실의 과정'입니다. 그 섬세한 불균형은 문진과 임상적 관찰 없이는 발견하기 어렵습니다. 검진 결과가 정상이더라도 몸이 보내는 신호가 있다면, 그건 이미 변화가 시작되었다는 뜻입니다. 그럴 때는 산부인과에서 정확한 문진과 상담을 받아보는 것이 가장 바른 선택입니다.

왜 산부인과일까요? 애 낳을 것도 아닌데 왜 산부인과에 가야 하냐고 묻는 분들도 많습니다.

산부인과는 정확하게 말해 '여성의학과'라고 할 수 있습니다. 산부인과 의사들은 의과대학 및 전공의 과정에서 산과産科 이외에 다음 영역을 전문적으로 학습하고 훈련합니다.

- **여성 내분비학**Female Endocrinology: 에스트로겐과 프로게스테론이 뇌, 심혈관, 뼈, 피부, 정신건강에 미치는 영향 등 호르몬의 전신 작용을 집중적으로 배웁니다.
- **호르몬대체요법의 관리:** 갱년기 치료의 표준인 HRT의 종류, 용량, 투여 방식(경구, 경피, 국소 등), 그리고 치료 시작 전후의 안전성 평가(유방암, 자궁 출혈 등)에 대한 전문적인 지식을 갖추고 있습니다.
- **비뇨생식기증후군**GSM **치료:** 요실금, 질 건조증, 성교통 등 비뇨기계 증상은 에스트로겐 결핍으로 인해 발생하는 여성 건강 문제이며, 질 유산균 처방, 국소 호르

몬제, 레이저치료(모나리자 터치 등)와 같은 전문적인 치료를 산부인과에서 시행합니다.

갱년기 증상은 단순한 불편함을 넘어 장기적으로 골다공증, 심혈관질환, 치매 등 여성의 전반적인 건강과 수명에 큰 영향을 미칩니다. 산부인과 의사는 이를 '여성 건강 관리Women's Health'라는 관점에서 포괄적으로 다룹니다. 갱년기는 여성호르몬이 급감하는 것이 가장 주요한 원인이고, 산부인과 의사는 여성호르몬에 대한 전문가이기 때문입니다. 이를테면 다음과 같은 관점으로 증상을 판단하고 치료합니다.

- **관절통 및 뼈 건강 관리:** 정형외과나 류마티스과에서 통증 완화를 다룬다면, 산부인과는 에스트로겐과 뼈 건강의 관계를 이해하고 호르몬대체요법을 통해 근본적 원인을 관리합니다.
- **우울 및 불안 관리:** 정신건강의학과에서 약물 치료를 한다면, 산부인과는 호르몬 불균형을 원인으로 보고

근본적인 기분 조절 시스템 회복을 목표로 합니다.

· **복부 비만 및 대사 관리:** 내과나 가정의학과에서 대사 증후군을 치료하지만, 산부인과는 에스트로겐 감소로 인한 지방 분포 변화를 이해하고, 지방 대사에 미치는 영향을 고려하여 치료합니다.

갱년기 점수 계산하기

쿠퍼만 지수는 열한 가지 갱년기 대표 증상과 정도를 수치화해 현재 상태를 알아보는 지표입니다. 각 항목마다 해당되는 점수를 체크하고 모두 더해보세요. 아래 점수 기준표에서 자신의 현재 상태를 알아보세요.

순서	증상	상태정도				점수
		없다	약간	보통	심함	
1	안면홍조/발한	0	4	8	12	
2	손발저림	0	2	4	6	
3	불면증	0	2	4	6	
4	신경과민	0	2	4	6	
5	우울증	0	1	2	3	
6	어지럼증	0	1	2	3	
7	피로감	0	1	2	3	
8	관절통	0	1	2	3	
9	두통	0	1	2	3	
10	두근거림	0	1	2	3	
11	가려움증	0	1	2	3	
합계 점수	**5~10점:** 경미한 갱년기 상태 **10~15점:** 중증도의 갱년기 상태 **15점 이상:** 심한 갱년기 상태				나의 갱년기 점수는 ――――――― 점	

Q21.

갱년기 병원, 대체 어디를 가야 하는 거죠?

갱년기 증상으로 병원(산부인과)에 처음 방문하면, 증상의 정도를 객관적으로 파악하고 가장 안전하며 효과적인 치료 방향을 결정하기 위한 일련의 검사를 진행하게 됩니다.

먼저 문진 및 상담을 통해 환자가 겪는 신체적·정신적 증상(열감, 관절통, 우울감, 수면장애 등)의 종류와 빈도, 강도를 파악합니다. 가장 중요한 단계라고 할 수 있습니다. 갱년기 불편 증상은 질병이 아니기 때문에 이 증상들을 잘 이해하고 변화의 과정을 면밀하게 관찰해줄 의사를 만나는 것이 중요합니다. 의사는 초기 문진에서 자가진 단표를 활용하여 쿠퍼만 지수 등 표준화된 설문지를 통해 증상의 객관적인 점수를 매겨 갱년기 정도를 진단하고 월경주기, 가족력(유방암, 심혈관질환), 현재 복용 중인 약물 등을 확인합니다.

그렇다면 나와 맞는 병원, 의사는 어떻게 선택하면 될까요? 그 기준을 간단하게 살펴보겠습니다.

산부인과는 임신과 출산을 다루는 산과 외에 부인과, 여성내분비과 등 다양한 세부 분야로 나뉩니다. 만약 갱년기 증상으로 병원을 찾고 있다면 기본적인 부인과 진료가 아닌 갱년기 증후군(완경), 호르몬치료, 골다공증·심혈관질환 위험 평가 등에 대해 전문적인 상담이 가능한지 확인해야 합니다. 홈페이지를 확인하거나 전화로 문의해볼 수 있습니다. 갱년기 여성 건강 클리닉이나 여성 내분비를 전문으로 다루는 의사를 찾는 것이 유리합니다. 질 건조증·성교통이 심하다면, 질 레이저 시술 경험이 풍부한 곳인지도 미리 확인하는 것이 좋습니다.

대학병원 같은 상급병원보다는 로컬 병원이 더 나은 선택일 수 있습니다. 갱년기 관리는 지속적인 상담과 관리가 핵심이기 때문입니다. 로컬 병원은 접근성이 좋고 대기 시간이 짧아 방문이 용이하며, 대표원장이 환자의 상태 변화를 추적하며 관리하기에 적합한 것도 장점입니다.

또한 내게 맞는 의사를 만나는 것도 정말 중요합니다. 갱년기 관리는 장기적이고 꾸준한 치료가 핵심이기 때문입니다. 다음 포인트를 체크해보세요.

- **경청하는 태도:** 환자의 증상을 충분히 듣고, 환자가 겪는 불편함(예: 뱃살, 우울감, 수면 문제 등)을 경청하고 공감하는지 확인하세요.
- **치료에 대한 충분한 설명:** 호르몬제 사용의 장점과 잠재적 위험성, 그리고 다른 비호르몬 치료법에 대해 환자가 이해할 수 있도록 충분히 설명해주는지 확인해야 합니다.
- **선택 존중:** 환자의 라이프스타일이나 가치관(예: 살찔까 봐 꺼리는 경우)을 존중하고, 환자가 동의할 수 있는

다양한 치료 옵션을 제시하는지 확인하세요.

갱년기 관리를 위해서는 증상에 따라 추가 검사가 필요할 수 있습니다. 이를 위해 다음을 확인하면 좋습니다.

- **산부인과 초음파 기기:** 자궁 및 난소 상태, 골반 건강 확인을 위해 필수적입니다.
- **기능의학 검사 연계:** 만약 체성분 분석이나 정밀 영양 검사를 병행하고 싶다면, 해당 검사를 자체적으로 시행하거나 협력 병원이 명확한지 확인하는 것이 좋습니다.
- **골밀도 검사기**DEXA**:** 갱년기에는 약해지기 쉬운 뼈를 확인하기 위해 골밀도 검사가 필수입니다.

갱년기를 함께할 병원과 의사 선택 체크리스트

1. 내 주된 증상에 대해 경험이 많은 의사인가?
2. 나의 말을 끝까지 들어주고 설명이 충분한가?
3. 필요한 추가 검사(골밀도, 유방, 자궁)를 한 곳에서 진행할 수 있는가?
4. 병원까지의 접근성이 편리하여 꾸준히 다닐 수 있는가?

갱년기 증상으로 산부인과에 처음 방문하면, 증상의 정도를 객관적으로 파악하고 가장 안전하며 효과적인 치료 방향을 결정하기 위한 일련의 검사를 진행하게 됩니다.

문진과 상담

우선 가장 중요한 단계로, 의사는 문진과 심층 상담을 통해 환자가 겪는 신체적 · 정신적 증상의 종류, 빈도와 강도를 파악합니다. 초기 문진에서 앞서 제시한 쿠퍼만 지수 등의 표준화된 설문지를 통해 각 증상에 객관적인 점수를 매겨 갱년기 정도를 진단하고, 월경주기, 가족력(유방암, 심혈관질환 등), 현재 복용 중인 약물 등을 확인합니다. 갱년기 불편 증상은 질병이 아니기 때문에 이 증상들을 잘 듣고, 이해하고, 변화의 과정을 면밀하게 관찰해줄 의사를 만나는 것이 중요합니다.

혈액검사

· **성호르몬 검사:** 난포자극호르몬, 에스트라디올 수치를 확인하여 완경 상태인지, 난소 기능이 저하되었는지를 진단합니다.

· **기본 혈액 검사:** 빈혈, 간 기능, 신장 기능 등 호르몬치료 전 환자의 전반적인 건강 상태를 확인합니다.

· **혈당·지질 검사:** 기본적인 대사 과정을 확인하는 검사입니다.

부인과 검사

· **자궁경부암 검사:** 자궁경부암의 유병률이 높아지는 시기이므로 필수 검사입니다.

· **질내 감염 검사:** 질내 감염에 취약한 상태가 되면서 증상이 없는 채로 모르고 지내기도 합니다. 여러 세균와 바이러스 확인이 필요합니다.

· **자궁 초음파검사:** 자궁 및 난소 상태, 골반 건강 확인을 위해 필수적입니다.

필요 시 추가 검사

필요하다고 판단되면, 기본 검사 외에 다른 검사들이 추가될 수 있습니다. 특정 증상이 심하거나 호르몬치료를 시작할 필요성이 있을 때, 환자의 안전과 전신 건강 평가를 위해 아래와 같은 검사를 실시하기도 합니다. 모든 산부인과에서 가능한 것은 아니고 아래의 검사를 할 수 있는 장비들을 갖춘 곳에서 가능합니다.

증상(부위)	검사 항목	목적 및 이유
유방	유방 촬영술(초음파)	또 다른 여성 기관인 유방의 기저질환(암 등) 유무를 확인하는 안전성 평가. 여성암 중 가장 발생률이 높고, 40대에서도 환자가 늘어나고 있어 함께 검사하면 좋음.
관절통, 골다공증	골밀도 검사DEXA	갱년기 이후의 골다공증 위험도를 측정하여 예방적 치료 여부 결정. 완경 이전에도 골밀도가 낮다면 적극적인 치료 필요.
갑상선	갑상선 검사(혈액, 초음파)	갱년기 증상과 감별. 피부 건조, 기억력 감퇴, 체중 증가 등의 갱년기 증상은 갑상선기능저하증에서도 나타남.
질 건조증, 성교통	질 분비물 검사 및 초음파	질 내 환경 및 질 벽의 위축 정도를 확인하여 비뇨생식기 증후군GSM 진단.

요즘은 '기능의학'을 도입해서 더 다양한 추가 검사를 하

는 곳들도 있습니다. 일반적인 갱년기 진단을 위한 필수 검사는 아니지만, 개인의 영양 상태, 면역 기능, 해독 능력 등을 종합적으로 파악하여 치료 외에도 생활습관 및 식습관 개선 등을 병행함으로써 더욱 세밀하게 갱년기 관리 솔루션을 제공하려는 목적의 검사들입니다. 예를 들면, 체성분 분석InBody, 활성산소 및 항산화 능력 검사, 유기산 검사, 장내 미생물 검사, 미네랄 및 비타민(미량 영양소) 검사 등이 있습니다.

아마 독자들이 제일 궁금한 부분은 '그래서 비용은 얼마나 드는가?'일 텐데요. 병원마다 조금씩 다르겠지만 참고치 정도로 정리해봤습니다.

검사 항목	비용(변동 가능)	비고
기본 진료 및 상담료	1만 원 내외	(급여 항목)
필수 호르몬 검사(FSH, E2)	5만 원~10만 원대	증상에 따라 보험 적용될 수 있음.
골밀도/자궁/유방 검사	각 3만 원~15만 원대	항목별 보험 적용 기준 상이.
기능의학 정밀 검사	10만 원 전후	선택적 검사(비급여 항목).

갱년기 증상이 명확하여 의사가 진료상 필요하다고 판단하는 경우 핵심적인 호르몬 검사는 건강보험이 적용(급여)되어 환자 부담금이 줄어들 수 있습니다. 그런데 우리나라 건강보험에서 에스트로겐 수치는 만 50세 이상이면 보험 적용이 되지 않습니다. 정확한 비용은 병원 방문 후 상담을 통해 확인하는 것이 가장 정확합니다.

> ## 산부인과 정기검진
> ## 꼭 받아야 하는 이유

갱년기 증상 완화와 산부인과 정기검진은 에스트로겐 부족에 대한 안전 관리라는 측면에서 깊이 연결되어 있습니다.

온몸이 다 아프고, 소위 '걸어 다니는 종합병원' 같은 상태에서 병원을 찾은 환자분이 있었습니다. 교편을 잡고 계셨던 그분은 이제 퇴직하고 인생을 즐겨볼까 했는데, 그때부터 온몸이 다 아팠다고 하셨습니다. 아이를 둘 낳고 한 번도 산부인과에 가지 않았는데, 어느 날 출혈이 너무 심해서 병원에 갔더니 자궁근종으로 40대 초반에 절제 수술을 받으셨죠.

그리고 완경 후 목, 등, 허리, 발가락까지 안 아픈 데가 없고, 잠도 안 오고, 우울하고 불안한 증상에 시달리다가 정형외과, 내과 등을 전전한 끝에 산부인과에 오신 케이스였습니다.

정말 안타까운 경우입니다. 1년에 한 번 정기검진만 받았어도 근종도 초기에 치료했을 테고, 완경 직후라면 호르몬치료 등 다양한 치료로 편안하고 건강한 삶을 사셨을 텐데 말이죠. 지금은 다양한 주사 치료로 많이 좋아졌습니다.

갱년기를 건강하게 보내는 핵심은 의외로 '정기검진'입니다. 빨리 발견하면 쉽게 치료할 수 있습니다. 당연히 계후도 좋습니다.

① HRT 안전 유지의 필수 조건

호르몬대체요법은 갱년기 증상 완화에 가장 효과적이지만, 정기검진을 병행해야만 안전성을 담보할 수 있습니다. HRT를 받을 경우, 자궁내막이나 유방의 변화를 주기적으로 확인하여 호르몬 투여로 인한 잠재적 위험(암 등)을 조기에 발견하고 용량을 조절하는 것이 치료 계획의 일부입니다. 또 간에서 대시되는 약이기 때문에 간 수치를 포함한 혈액검사도 정기적으로 필요합니다. 검진 없이 HRT를 지속하는 것은 권장되지 않습니다.

② 장기적 건강 위험 관리

갱년기는 단순히 홍조나 불면증의 시기가 아니라, 골다공증, 심혈관질환, 특정 여성암 발생 위험이 급증하는 시기입니다. 정기검진은 이러한 침묵의 질병을 조기에 선별하여 장기적인 건강 악화를 예방하는 가장 기본적인 수단입니다. 증상을 완화하는 동시에, 더 큰 질병을 막는 예방적 관리인 셈입니다.

참고로, 갱년기 여성의 산부인과 정기검진은 단순한 암 검사를 넘어, 여성 건강 전반을 체크합니다.

검진 구분	주요 검사 항목	검사 목적
자궁/난소 검진	경질 초음파(자궁, 난소)	자궁내막 두께 측정(HRT 투여 시 필수), 자궁, 난소 비정상 종양 확인
유방 검진	유방 촬영술/초음파	유방암 조기 검진. HRT 복용자는 유방 조직 변화를 면밀히 관찰해야 함.
암 선별 검사	자궁경부암 검사Pap Test	자궁경부세포로 이형성증 및 암세포 확인.
뼈 건강 지표	골밀도 검사DEXA	골다공증 진단. 에스트로겐 감소로 인한 뼈 손실 정도 확인.
전신 건강 지표	지질(콜레스테롤), 혈당, 호르몬 수치	심혈관 질환 위험도 및 전반적인 건강 상태 평가.

그렇다면 갱년기 여성의 산부인고· 정기검진은 국가 검진 병원과 여성 건강 전문 산부인과 중 어디에서 받는 게 좋을까요?

국가에서 제공하는 국민건강보험공단의 암 검진은 '최소한의 필수 검사'를 제공합니다. 그래서 갱년기 여성의 복합적인 건강 관리를 위해서는 여성 건강 전문 산부인과에서 추가로 검진을 하는 것이 필요합니다.

① 통합적인 전문 진료 제공

국가 검진 중 여성검진은 자궁겉부세포 검사와 유방 엑스레이 검사입니다. 반면, 산부인과는 요실금, 질 위축증 치료, 호르몬 처방 등을 통합적으로 제공합니다. 전문의는 단순 검사 결과뿐 아니라 환자의 생활 습관, 심리 상태까지 종합하여 치료 계획을 세웁니다.

② 전반적인 여성 건강 관련 검진 기능

산부인과는 여성 건강 관련 전문 장비를 갖추고 있으며, 암 검진과 동시에 필요한 모든 갱년기 검사를 원스톱으로 진행할 수 있습니다.

③ 연속성 있는 주치의 관리

갱년기 치료는 단기 처방이 아닌 수년 간의 장기적인 관리가 필요합니다. 전문 병원에서는 환자의 과거 검사 기록, 호르몬 복용 이력, 부작용 여부 등을 주치의가 지속적으로 추적 관리하며, 환자의 건강 변화에 맞춰 호르몬 종류나 용량을 섬세하게 조정해줄 수 있습니다. 이는 단순히 검사만 대행하는 기관에서는 얻기 힘든 중요한 강점입니다.

Q22.

호르몬치료? 레이저치료?
시술? 수술? 너무 헷갈려요

"다른 병원에서는 수술하라고 했는데, 왜 시술로 하자고 하세요?"

"다른 병원보다 비싼 거 권하는 거 아닌가요?"

당연한 이야기지만, 시술이 무조건 좋거나 수술이 무조건 좋은 것은 아닙니다. 의사들마다 선호하는 방식도 모두 다르고요. 결국 이 부분은 환자가 의사를 얼마나 믿을 수 있느냐가 관건인 것 같습니다. 마취를 할 때도 의사를 신뢰하면 더 빨리, 잘 된다는 이야기도 있습니다.

시술과 수술

일단 시술과 수술의 차이에 대해 살펴보겠습니다. 의료 분야에서 시술과 수술은 침습성(몸을 얼마나 여는가)과 회복 기간을 기준으로 구분됩니다.

먼저 시술은 일반적으로 몸을 절개하지 않거나 최소한의 침습으로 이루어지는 치료 행위입니다.

- **침습 정도:** 최소침습적입니다. 레이저, 주사 등이 여기에 해당합니다. (예: 질 레이저 타이트닝, 자궁근종 하이푸)
- **회복 기간:** 매우 짧아 시술 직후 일상생활 복귀가 용이합니다.
- **목표:** 만성적인 증상의 완화, 개선 및 유지에 중점을 둡니다.

반면 수술은 병변을 완전히 제거하거나 구조적인 교정이 필요할 때 '절개'를 통해 이루어지는 치료 행위입니다.

- **침습 정도:** 조직을 절개하거나 내부로 기구를 삽입하

는 비교적 큰 침습을 동반합니다. (예: 자궁 적출술, 요실
금 교정술)

· **회복 기간:** 회복 기간이 시술보다 길며, 입원 치료가 필
요할 수 있습니다.

· **목표:** 문제가 되는 조직을 완전히 제거하거나 구조를
영구적으로 교정하는 데 중점을 둡니다.

그렇다면 갱년기 불편 증상에 따른 대표적인 치료법에
는 무엇이 있을까요?

성교통 및 질 건조증 GSM 치료

성교통 및 질 건조증에 즉각적인 효과를 볼 수 있는 간
단한 방법 중 하나가 **질 유산균**입니다. 먹거나, 질 안에 직
접 넣으면 됩니다. 크기가 좀 크기 때문에 넣을 때 좀 아
플 수 있어서 젤을 같이 처방받아 사용하면 좋습니다. 질
유산균을 먹거나 넣으면 증상은 즉각적으로 좋아집니다.
그런데 효과 유지 기간이 짧아 며칠 못 가기 때문에 주기

적으로 유산균을 넣어주어야 합니다.

질 건조증은 주로 에스트로겐 감소로 인해 질 점막이 얇아지고 질 내 환경의 산성도pH가 깨지면서 발생합니다. 질 유산균은 이 환경을 개선하여 건조함으로 인한 불편함을 완화시켜줍니다. 유익균이 많은 환경을 만들어주고 pH를 정상화시켜주는 것이 질 유산균의 주요한 기능입니다. 요약하면 다음과 같습니다.

- **락트산**Lactic Acid **생성:** 질 내 우점종인 락토바실러스 Lactobacillus 균주는 탄수화물을 발효시켜 젖산(락트산)을 생성합니다.
- **산성 환경 유지:** 이 젖산이 질 내부 환경의 pH를 약 3.5~4.5의 산성 상태로 유지하는 핵심적인 역할을 합니다. 이 산성 환경은 질 건조증의 원인이 되는 유해균(곰팡이, 세균 등)의 증식을 억제하여 염증이나 감염을 예방합니다. 질염이나 감염이 발생하면 질 점막이 더욱 자극받고 염증으로 인해 건조함이나 통증이 악화될 수 있습니다. 유산균이 유해균을 억제함으로써

염증으로 인한 2차적인 건조 및 통증을 줄여줍니다.

· **점액질 생성 유도:** 건강한 락토바실러스 균주들은 질 점막 세포에 긍정적인 신호를 보내 점액질 분비를 간접적으로 돕거나, 점막 자체의 건강한 상태를 유지하게 합니다.

· **경쟁적 배제**Competitive Exclusion**:** 유익균이 질 점막 표면에 빽빽하게 자리를 잡아 병원성 미생물이 부착할 공간을 물리적으로 차단하고, 유익균만이 살 수 있는 환경을 만들어줍니다.

일부 질 유산균은 박테리오신Bacteriocin과 같은 항균 물질을 분비하여 유해균을 직접적으로 억제합니다. 염증 반응이 줄어들면 질 점막의 자극과 손상이 감소하여 건조로 인한 불편함과 성교통이 개선되는 효과를 기대할 수 있습니다.

질 건조증 개선에 질 유산균을 직접 삽입하는 경우(좌약 형태), 즉각적으로 끈적임이나 보습감이 느껴질 수 있습니다. 이는 유산균 자체와 함께 투여된 지지체(겔 또는 캡슐)의 역할도 일부 포함됩니다.

또 다른 방법으로는 에스트로겐 질정이 있습니다. 이는 에스트로겐을 질 안에 직접 보충하는 방법입니다. 에스트로겐 수치가 낮아지면 질벽이 얇아지고 탄력도 떨어지며 조직도 건조해집니다. 에스트로겐 질정은 질 점막 세포에 직접 작용하여 점막의 두께를 회복시키고 건강하고 촉촉하게 유지해줍니다. 질 조직이 건강해지면 자연적인 질 분비액 생성이 촉진되어 건조함이 줄어들게 되는 것입니다. 이는 질의 탄력성을 개선하고 전반적인 불편함을 완화시킵니다.

이렇게 에스트로겐 질정이 윤활제 작용을 하면서 질 건조증으로 인한 작열감, 가려움, 쓰라림, 성교통 등의 증상을 효과적으로 완화시켜 삶의 질을 향상시킵니다.

질 위축은 질 주변 조직인 요도 및 방광 조직에도 영향을 미쳐 요실금이나 빈번한 요로 감염을 유발할 수 있습니다. 에스트로겐 질정은 이 주변 조직의 건강도 개선하기 때문에 방광염도 덜 생기고 초기 요실금도 좋아지게 됩니다.

에스트로겐 질정도 호르몬인데 이것도 무슨 암을 만들지는 않을까 걱정하는 경우도 있습니다. 그러나 질정이나 크림에 들어 있는 에스트로겐은 경구 복용하는 호르몬제에 비해 체내 혈액으로 흡수되는 에스트로겐 양이 매우 적습니다. 따라서 전신 호르몬대체요법과 관련된 잠재적 위험이 훨씬 낮아 안전하게 장기간 사용할 수 있습니다. 하지만 에스트로겐 관련 암인 유방암이나 자궁내막암이 있는 경우에는 사용할 수 없기 때문에 호르몬 질정은 병원에서 상담 후 처방받아 사용하는 게 좋습니다.

질 유산균이나 에스트로겐 질정은 치료 효과가 완전히 나타나기까지는 보통 수 주에서 최대 3개월 정도 걸릴 수 있습니다. 조직 자체의 콜라겐 재생을 유도하는 레이저 치료(모나리자 터치Mona Lisa Touch)처럼 구조적인 두께나 탄력을 직접적으로 재생시키는 메커니즘은 아닙니다. 따라서 유산균과 에스트로겐 질정은 환경을 개선하고 추가적인 염증을 막아 증상을 완화하는 데 도움을 주지만, 장기적인 점막 두께 개선에는 레이저치료와 같은 다른 방법이 더 근본적인 해결책이 될 수 있습니다.

모나리자 터치와 같은 질 내 레이저치료는 장기적인 효과를 기대할 수 있는 방법입니다. 성교통이나 질 건조 증상에 제가 적극적으로 추천하는 치료이기도 합니다. 모나리자 터치는 갱년기 여성의 질 위축 증후군GSM 및 질 건조증을 개선하기 위해 사용되는 프락셀 이산화탄소 레이저치료의 상표명 중 하나입니다. 같은 원리를 사용하는 레이저들도 있지만, 우리나라에서는 아직 모나리자 터치만 사용됩니다. 이 시술은 피부과나 산부인과에서 여성의 삶의 질을 개선하기 위해 널리 사용되고 있습니다.

모나리자 터치의 치료 원리는 질 점막의 위축되고 건조해진 조직에 정밀한 레이저 에너지(열)를 가하여 새로운 콜라겐과 엘라스틴 생성을 촉진하는 것입니다. 이는 '프락셔널 레이저'의 원리를 질 점막에 적용한 것입니다. 가끔 질 안에 레이저치료를 하는 게 너무 위험한 것 아니냐고 묻는 분들이 있는데, 얼굴 피부에서 효과를 확인한 가장 안전한 레이저를 사용하기 때문에 그 점은 전혀 걱정하지 않아도 됩니다.

모나리자 레이저는 수분에 반응하는 특성이 있어, 질 점막 조직 내의 수분을 타깃으로 정교한 열 손상을 유도합니다. 레이저 빔이 피부(점막)에 미세한 구멍처럼 격자무늬_{Fractional} 형태로 조사됩니다. 이는 질 점막 전체를 한 번에 태우는 것이 아니라, 일부 영역만 손상시키고 주변의 건강한 조직은 보존하여 빠른 회복이 가능하게 합니다. 얇게 상처를 내어 새살이 돋아나게 하는 방식이라고 생각하면 됩니다.

그렇게 레이저로 인해 유도된 미세한 열 손상은 우리 몸의 자연적인 상처 치유 반응을 일으킵니다. 이 과정에서 콜라겐_{Collagen}과 엘라스틴_{Elastin}이라는 구조 단백질의 합성이 활발해지는데, 콜라겐은 질 벽의 두께와 탄력을 증가시키고 엘라스틴은 조직의 탄력성을 회복시켜 찢어지기 쉬운 점막을 튼튼하게 만듭니다.

요약하자면, 모나리자 터치로 다음과 같은 효과를 기대할 수 있습니다.

· **점막 두께 증가:** 얇아져 있던 질 점막이 두꺼워지고 건

강해집니다.

- **탄력 회복:** 성관계 시 통증을 유발하던 뻣뻣함이 줄어들고 탄력이 생깁니다.
- **질 건조 개선:** 점막 조직이 건강해지면서 자연적인 윤활 작용이 일부 회복되어 건조함이 완화됩니다.
- **요실금 개선 도움:** 골반저근과 점막 탄력이 개선되면서 경미한 요실금 증상 완화에도 도움을 줄 수 있습니다.

증상이 심했던 한 환자분은 50대 초반이었는데, 질 내 점막은 물론 외부 요도 끝 바깥쪽까지 다 헐어서 앉을 수가 없고 소변을 볼 때마다 따가움을 느낄 정도였습니다. 일상생활 자체가 불가능한 상태였습니다. 호르몬제는 살 찐다며 단호하게 거부했습니다. 이 환자에게 모나리자 레이저치료와 에스트로겐 질 크림/질정 치료를 병행했습니다. 처음에는 레이저치료에 대해 반신반의하며 고민했지만, 치료 후 헐었던 점막이 입안처럼 선홍빛으로 돌아오면서 상태가 급격히 좋아졌습니다. 지금도 꾸준히 레이

저와 호르몬 치료를 하며 관리 중입니다.

질 건조증은 에스트로겐 부족으로 인한 증상이지만 단순히 에스트로겐만 복용한다고 해서 증상이 해결되지 않습니다. 이미 조직이 약해지고 손상됐기 때문입니다. 따라서 증상이 약하다면 질 유산균, 에스트로겐 질정으로도 효과를 볼 수 있지만, 그렇지 않다면 모나리자 터치로 단기적인 보습이 아닌, 조직 자체의 구조를 개선하여 장기적인 효과를 보는 것이 더 좋습니다.

여기에 질 보습제, 윤활제 같은 보조적인 관리만 잘 병행해도 증상이 크게 호전되는 경우가 많습니다. 중요한 건 '참지 않는 것'입니다. 아프면 피하게 되고, 피하면 더 위축되고, 더 아파지는 악순환은 누구에게도 도움이 되지 않습니다.

성욕 저하 역시 '마음이 식어서'가 아니라, 통증을 피하려는 몸의 방어 반응인 경우가 많습니다. 아픈 경험이 반복되면 몸은 자연스럽게 그 상황 자체를 회피하려고 하니까요. 통증이 줄어들고 불안이 해소되면, 성욕은 서서히 회복되는 경우가 많습니다.

이 문제를 꺼내는 게 부끄럽거나 민망하게 느껴질 수 있습니다. 하지만 질 건조와 성교통은 갱년기 여성에게 너무나 흔한 의학적 증상입니다. 숨길 일이 아니고, 참아야 할 일도 아닙니다. 질은 나이를 먹는 기관이 아니라, 관리 여부에 따라 달라지는 기관입니다. 이 시기에 제대로 관리해두면 이후의 삶의 질은 분명히 달라집니다. 부부관계뿐 아니라, 나 자신의 몸을 편안하게 느끼는 감각 자체가 회복되기 때문입니다.

이 외에 성교통 및 질 건조증 치료법으로 레이저 시술, 수술적 치료를 시도할 수 있습니다.

레이저 시술

모나리자 터치와 같은 CO_2레이저나 비비브의 고주파 (RF) 에너지를 질 점막에 조사해서 콜라겐과 엘라스틴 재생을 유도합니다. 질벽 조직이 재생되면서 탄력이 생기고 건조함과 통증이 개선됩니다.

시술은 보통 레이저 종류에 따라 10분에서 45분 내외로 짧게 끝나며, 시술 후 며칠간 분비물 증가 등의 가벼운 반응이 있을 수 있습니다. 환자분들은 보통 '효과가 얼마나 가는지'를 궁금해하는데, 조직 재생 효과는 6개월~2년 정도 유지되므로 주기적인 관리가 필요합니다.

약물 및 주사 치료

질 내 환경을 개선하는 방법으로, 질 유산균을 처방받아 넣으면 산성 환경을 유지해 유해균을 막고 염증으로 인한 건조함을 완화하는 데 도움을 줄 수 있습니다. 자가 혈액 성분인 PRP는 외국에서도 많이 사용하는 치료입니다. 보습감과 볼륨을 보충할 수 있고 자가 혈액이기 때문에 부작용이 적은 장점이 있습니다.

- 콜라겐 질 필러

인체에 있는 성분인 콜라겐 성분을 주사기를 이용해 질 점막 표면의 위축된 부위에 주입합니다. 시술 전 국소 마취를 하고, 시술 시간은 10분 정도로 매우 짧습니다. 콜라겐을 직접 주입하여 질 점막에 즉각적인 볼륨감과 탄력을 더하고, 건조함이 줄어들어 성교통이 완화됩니다. 콜라겐 성분은 인채 내의 콜라겐을 자극해서 더 많은 콜라겐을 만들고 주입된 콜라겐은 서서히 녹아서 없어집니다. 유지 기간은 개인의 대사 속도에 따라 다르지만, 보통 1~2년 정도 효과가 지속됩니다. 콜라겐 성분이 체내에 서서히 흡수되기 때문에 효과 유지를 위해서는 주기적인 재시술이 필요합니다. 부종이나 염증 등 부작용이 있을 수 있으니 경험이 많은 의사와 충분한 상담 후 시술해야 합니다.

- 혈장 주사 PRP 치료

환자 본인의 혈액을 이용하기 때문에 안전성과 재생 효과 면에서 선호도가 높은 치료입니다. 먼저 환자에게서 소량의 혈액을 채취합니다. 이 혈액을 특수 키트를 이용해 원심 분리하면, 혈소판이 농축된 혈장이 분리됩니다. PRP에는 조직 재생을 촉진하는 성장인자가 풍부하며, 이를 질 점막의 위축된 부위에 주사합니다. 시술 시간은 채혈부터 주사까지 30분에서 1시간 정도 소요됩니다. 주입된 성장인자가 질 점막 세포와 혈관의 재생 및 활성화를 유도하여, 단순한 보습을 넘어 조직 자체의 탄력과 건강을 근본적으로 개선하는 데 도움을 줍니다. 자기 신체

성분을 이용하기 때문에 인체 거부반응이 거의 없다는 점이 장점입니다. 서서히 조직이 재생되면서 효과가 나타나기 시작하며, 보통 6개월에서 1년 정도 지속됩니다. 필러와 마찬가지로 지속적인 관리를 위해 추가 시술이 필요할 수 있습니다.

수술적 치료(질 성형)

질 이완이 동반되어 성관계가 만족스럽지 않거나 성교통이 심할 경우 고려하는 방법입니다. 늘어난 질 내부를 근본적으로 교정하는 수술로, 단순히 피부 표면만 다루는 것이 아니라, 출산 등으로 인해 늘어나고 약해진 근육과 점막 조직 자체를 직접 절제하고 단단하게 봉합하여 질 내부의 구조적인 지지력을 강화하고 질강을 좁힙니다.

이러한 수술적 방식 덕분에 수술의 효과는 영구적 또는 매우 장기간 유지됩니다. 특히 질 이완이 심각하여 성감 저하나 자궁탈출 같은 구조적인 문제가 발생했을 때, 시술로는 해결할 수 없는 확실한 지지력 회복을 제공한다는 것이 가장 큰 강점입니다.

질 레이저, 필러 등의 주사와 같은 시술은 콜라겐 재생이나 볼륨 보충을 통해 질 점막의 표면적인 탄력과 보습을 일시적으로 개선하는 게 중점을 둡니다. 이는 조직을 직접 절제하지 않기 때문에 비침습적이거나 최소침습적이며 회복이 매우 빠르다는 장점이 있지만, 효과는 보통 6개월에서 2년으로 제한적이며 주기적인 재시술이 필요합니다.

피부 노화 관리에 사용되는 시술과 수술에 빗대 생각해보면 이해가 쉬울 것입니다. 실리프팅이 피부 속에 실을 넣어 겉면의 탄력을 일시적으로 당기거나 콜라겐 재생을 유도하듯이, 질 시술은 레이저, PRP, 필러 등으로 질 점막 표면의 탄력이나 보습을 개선하는 것입니다. 표면적인 개선은 빠르지만, 처짐의 근본 원인을 해결하지는 못합니다. 심하게 처진 피부를 절개하여 늘어진 조직을 잘라내고 단단히 재배치하여 근본적인 주름을 해결하는 안면거상술 치료처럼, 질 성형 수술은 늘어나고 약해진 질 내부의 근육층과 점막을 직접 절제하고 봉합하여 질강의 크기와 모양을 확실하게 개선합니다.

안면홍조 및 전신 열감 치료

갱년기에 찾아오는 안면홍조와 전신을 덮치는 열감은 뇌의 체온 조절 중추가 호르몬 부족으로 오작동하여 생기는 현상으로, 호르몬치료가 가장 근본적이고 효과적인 방법입니다.

호르몬치료, 즉 호르몬대체요법은 에스트로겐을 경구약, 혹은 겔 형태로 투여하여 부족한 호르몬을 보충하는 방법을 가리킵니다. 이는 가장 효과적으로 홍조, 발한, 불면증을 단기간에 완화시킵니다. 참고로 우리나라에는 패치 형태의 에스트로겐은 없습니다.

투여 형태는 환자의 상태와 선호도에 따라 결정합니다.

· **경구약(먹는 약):** 가장 일반적인 형태입니다.

· **경피제(겔):** 피부에 바르는 형태로, 간을 거치지 않기 때문에 혈전증 등의 위험이 상대적으로 낮아 주로 심혈관 위험이 있는 환자에게 고려됩니다. 자궁이 있는 경우에는 프로게스테론을 추가로 복용해야 합니다. 현재 우리나라에서 처방 가능한 '바르는 에스트로겐'

은 '에스트레바겔'이라는 제품입니다. 보통 허벅지 안쪽이나, 등, 배 등 넓은 부위에 고루 펴 바르면 되고, 마를 때까지 기다려야 하는 불편감이 있습니다.

요실금 치료

요실금의 1차 치료는 골반 근육 강화 운동입니다. 흔히 알려진 케겔Kegel 운동을 떠올리면 됩니다. 이런 운동은 요도를 지지하는 힘을 증가시켜 소변이 새는 것을 막아줍니다. 체중 조절도 필요합니다. 과체중과 내장지방 증가는 복압을 증가시켜 증상을 악화시키기 때문입니다. 또 카페인, 알코올을 줄이는 것도 도움이 됩니다.

이 외에 병원에서 가능한 요실금 치료는 다음과 같습니다.

· **에스트로겐 질정:** 질 안쪽과 방광 요도의 점막을 개선시키고 주변 조직들을 건강하게 만들어 소변이 새는 것을 완화시켜줍니다.

· **레이저치료:** 최근에는 CO_2 레이저, 고주파 레이저 등 레이저를 이용해 요도와 방광 주변의 콜라겐을 재생하고 근육을 강화시켜 탄력을 회복시키는 치료법도 많이 사용되고 있습니다. 이런 레이저치료는 비침습적이고 부작용도 적다는 장점이 있습니다.

· **수술적 치료:** 소변 누출 정도가 심하여 일상생활에 지장을 주는 정도의 중등도 스트레스 요실금의 경우에는 수술적 치료(미니슬링)가 권장됩니다. 이는 복압성 요실금에 대한 가장 확실한 치료법입니다. 수술의 원리는 합성 테이프(슬링)를 삽입하여, 늘어지고 약해진 요도 아래를 받쳐주는 지지대를 만들어주는 것입니다. 이 지지대가 복압이 상승할 때 요도를 닫아주는 역할을 하여 소변이 새는 것을 방지합니다. 수술은 비교적 간단하여 20분에서 40분 내외로 짧게 끝나며, 구조적인 결함을 교정하므로 효과가 장기간 지속되어 사실상 영구적인 개선을 기대할 수 있습니다.

자궁근종

자궁근종의 가장 흔한 증상은 무증상입니다. 특히 아이를 낳고 나면 거의 산부인과에 안 오는 것이 일반적이라 그냥 모르고 넘어가는 경우가 많습니다. 심지어 자궁의 혹이 10cm가 넘게 커지는데도 잘 모르는 경우도 많고, 아니면 배가 나오거나 뭔가 만져져도 대부분은 살이 찌나 보다 하고 넘어가는 경우가 많습니다.

저도 인턴 때, 한참 바쁜데 배가 나오는 겁니다, 당연히 살이 찌나 싶어서 그 바쁜 와중에도 짬을 내어 운동을 했습니다. 그런데 자궁근증은 아니었지만, 난소에 10cm 넘는 혹을 발견했습니다.

그 근종이 너무 커져서 횡격막을 눌러 숨을 쉬기 어려워진 경우에야 병원에 오는 경우도 있습니다. 자궁근종이 이렇게 방치되는 이유는 자궁근종이 작은 크기에서 점점 자란다는 특성 때문입니다. 보통 처음 발견될 때는 크기가 작고 증상도 전혀 없는 경우가 많습니다. 그러면 근종이 발견되어도 근종이 자란다는 설명은 빠진 채, "치료가 필요 없다, 지금은 괜찮다."라는 말을 듣게 됩니다. 그러면 몇 년 동안 잊고 지내다가 증상이 나타나거나, 아니면 크기가 아주 커져서야 발견하게 되는 경우가 많습니다.

근종은 자랍니다. 개인마다, 몸 상태에 따라 자라는 속도가 다르기 때문에 얼마나 빨리 자라는지 일률적으로 말하기는 어렵습니다. 다행히 아주 천천히 자라서 몇 년 동안 크기가 비슷한 경우도 있고, 1~2년 사이에도 몇 센티미터씩 커져서 오는 경우도 있습니다. 호르몬 변화가 심한 폐경 이행기에 크기가 급격히 커지거나 증상이 악화될 수도 있습니다.

치료는 환자의 상황과 근종의 크기, 위치에 따라 호르몬 장치, 비침습적 시술, 그리고 수술적 제거 방법으로 나뉩니다.

호르몬 장치(미레나)

시술이나 수술을 할 정도로 증상이 심하지 않거나 근종이 크지 않을 경우 시도해볼 수 있는 치료 방법입니다. 예를 들면 자궁근종으로 인해 증상이 나타나지는 않는데 약간씩 커지는 경향을 보일 때, 혹은 자궁의 가장 안쪽인 자궁내막에 작은 혹이 있는데 불편한 증상이 생기기 시작했을 때 이런 장치를 넣습니다.

미레나는 호르몬이 들어 있는 자궁내장치입니다. 흔히 피임장치로 많이 알고 있는데, 생리량과 생리통을 줄여주고 자궁근종이 커지는 것을 막아주는 호르몬치료의 일종이기도 합니다. 하지만 자궁근종이 자라는 것을 어느 정도 막아주기는 하지만 작게 만들거나 없애지는 못하기 때문에 근본적인 치료는 아닙니다.

비침습적 시술: 하이푸HIFU, 자궁근종용해술

하이푸는 고강도 집속 초음파, 자궁근종용해술은 고주파를 이용하는 비침습적인 시술입니다. 치료의 원리는 에너지를 근종 부위에 집중시켜 열에너지를 발생시켜 근종 세포를 괴사시키는 것입니다. 이런 시술의 강점은 흉터가 남지 않고 자궁을 보존할 수 있다는 점입니다. 시술 시간은 근종의 크기와 개수에 따라 1시간에서 2시간 이상 소요될 수 있습니다. 비용은 비급여 시술이므로 병원마다 차이가 크며, 보통 수백만 원대입니다. 부작용으로는 드물게 피부 화상, 신경 손상, 장 손상 등이 있을 수 있습니다.

수술적 치료: 근종 절제술 또는 자궁 적출술

근종이 너무 크거나 증상이 심각하여 다른 치료로 해결이 어려울 때 고려되는 가장 근본적인 해결책입니다.

- **근종 절제술:** 근종만을 제거하여 자궁을 보존합니다. 재발 가능성은 있지만, 임신을 원하는 경우에 선택됩니다. 근종 제거술 이후에는 자연분만은 피하는 것이 좋습니다.
- **전자궁 절제술:** 자궁 전체를 제거하여 출혈 및 통증을 완전히 없애고 재발 가능성을 0%로 만듭니다. 완경이 되었거나 더 이상의 임신 계획이 없는 환자에게 고려됩니다.

수술 시간은 수술 방식(개복, 복강경, 로봇)과 근종의 상태에 따라 1시간에서 2시간 소요될 수 있습니다. 가장 큰 장점은 문제가 되는 혹을 바로 제거해서 재발 가능성이 적다는 것입니다. 부작용으로는 일반적인 수술 합병증(출혈, 감염)과 유착이 있으며, 자궁 절제술의 경우 난소 기능 저하가 같이 올 수 있습니다.

수술적 치료를 선택할 때는 환자의 연령, 임신 계획 유무, 근종의 위치 및 크기, 그리고 증상의 심각도를 종합적으로 판단하여 자궁 보존 여부를 결정하는 것이 중요합니다.

태반주사

몇 년 전부터 저도 환자분들에게 쓰기 시작한 치료법이 있습니다. 바로 태반주사입니다. 이는 호르몬치료가 아니며, 태반이 가진 다양한 유효 성분들을 활용하여 신체의 기능을 활성화하고 증상을 보조적으로 완화하는 요법입니다.

태반에는 성장인자, 아미노산, 비타민, 미네랄 등 활성

물질이 풍부하게 포함되어 있습니다. 이러한 성분들이 피로 회복, 간 기능 개선, 멜라닌 색소 생성 억제, 그리고 갱년기 자율신경계 증상(만성 피로, 수면장애, 안면홍조) 완화에 도움을 줄 수 있다는 것이 태반주사의 기전입니다.

태반주사는 일회성으로 효과를 보기 어렵고, 용법과 용량에 맞춰 주기적으로 맞아야 증상 완화에 도움을 줄 수 있습니다. 전문의와 상의하여 본인의 상태에 맞는 성분과 용량을 결정해야 합니다. 단, 태반주사제는 반드시 의사의 처방과 용법에 따라 사용해야 하며, 모든 환자에게 동일한 효과를 보장하지는 않습니다. 갱년기 증상이 심한 경우에는 의학적으로 더 확실한 효과가 입증된 호르몬대체요법 등 전문 치료를 우선적으로 고려하는 것이 중요합니다.

국내에 유통되는 태반주사제에 대해 조금 더 알아보겠습니다. '자하거추출물·자하거가수분해물'은 '사람 태반 가수분해물' 성분을 표기한 것입니다.

국내 유통 태반주사제 현황

자하거가수분해물(간 기능 개선)		자하거추출물(갱년기 장애 개선)	
제품명	원료/판매사	제품명	원료/판매사
라이넥	국산/녹십자 웰빙	제이비피플라몬주	일본/파마리서치
		멜스몬주	일본/한국멜스몬
		큐라센주	일본/비씨월드제약
		광동뷰라센주	국산/광동제약
		플라젠시아주	국산/경남제약
		하라센씨주	국산/동광제약
		프라세인엠주	국산/대한뉴팜
		리쥬베주	국산/휴온스

그리고 태반주사에 포함되어 있는 성분은 다음과 같습니다.

구분	주요성분
아미노산	류신, ㄹ신, 발린, 이소류신, 글라이신, 알라닌
비타민	B1, B2, B6, B12, C, D, E
미네랄	칼슘, 나트륨, 칼륨, 인, 마그네슘, 아연
성장인자	HGF, NGF, EGF, CGF, CSF, TGF, IGF, IL1~4
기타	각종활성펩타이드, 당질, 효소, 사이토카인

치료법을 선택할 때 가장 중요한 것

간혹 "비싼 약이 있다던데, 비싼 약이 더 좋은 치료인가요?"라고 묻는 경우도 있습니다. 꼭 그렇진 않습니다. 호르몬제 중 화이자 제약회사의 듀아비브라는 약이 있습니다. 이 약은 우리나라에서 보험 적용이 안 되어서 다른 호르몬제에 비해 가격이 세 배 정도 더 비쌉니다. 듀아비브의 장점은 바제독시펜이라는 성분이 들어 있어 유방암 발병 가능성이 낮고 골다공증 예방에 효과가 좋다는 것입니다. 하지만 초기 갱년기 증상을 조절하는 작용은 조금 약한 편입니다. 보험 적용이 안 되고 비싸다고 해서 다른 약들보다 절대적으로 더 나은 약은 아닙니다.

보험이 되는 치료는 건강보험 기준 안에서 적용이 되는 제한된 방법이지만, 그만큼 안전성과 효과가 입증된 표준 치료입니다. 반면 비보험 진료는 개인 맞춤형 치료에 초점이 맞춰져 있지만 미용시술로 분류되거나 여러 이유로 보험 적용이 안 된 경우들입니다. 예를 들어 동일한 질 건조증 치료에서도 질에 넣는 에스트로겐 크림이나 질정은 보험 적용이 되고, 질 레이저치료는 비보험으로 분류

됩니다.

환자 입장에서는 '보험 진료로 가능한 최선'과 '추가 비용을 들여 더 맞춤화된 치료'의 차이를 정확히 알고 선택하는 것이 중요합니다. 진료비가 10배까지 차이 나는 경우도 있으므로, 진료실에서 꼭 물어보세요.

출산 외에도 산부인과에서는 다양한 수술을 시행합니다. 대표적으로 요실금 수술은 기침하거나 웃을 때 소변이 새는 증상이 일상생활을 방해할 정도일 때 권유되며, 대부분 간단한 수술로 회복이 빠른 편입니다.

소음순 성형이나 질성형수술은 미용 목적도 있지만, 반복되는 마찰로 인한 통증, 염증, 성기능 문제 같은 기능적 문제로 시행되는 경우도 많습니다. 특히 소음순 비대증으로 운동 시 불편하거나, 좌욕이 힘든 경우 수술이 도움이 됩니다. 단순히 '예뻐 보이기 위한 수술'이라고 생각하고 피하거나, 반대로 아무 설명 없이 권유받는다면 반드시 질문해서 적응증에 대해서 확인해야 합니다.

병원에서 제안하는 시술은 보통 '비수술적', '짧은 시술 시간', '빠른 회복'을 장점으로 내세웁니다. 예를 들어 질 건조증에는 질 레이저 시술, 요실금에는 고강도 자기장 기기 시술 등이 포함됩니다. 하지만 반복적 시술이 필요하고, 비용이 누적되는 경우가 많습니다.

반면 수술은 마취와 회복 기간이 필요하지만, 근본적인 구조 교정이 가능해 장기 효과가 더 큰 경우도 있습니다.

저는 환자들에게 치료법을 선택할 때는 '총비용 대비 효과 지속 기간'을 비교하라고 권합니다. 물론 가장 중요한 것은 '나에게 맞는 치료 방법인가?' 하는 것입니다. 만약 경구 투약을 하기로 했는데 그 약이 잘 안 맞는다면 여러 번 변경해야 할 수도 있습니다. 이런 모든 상황을 고려해서 치료 계획을 세우고 끌어가야 합니다.

즉, 약물 치료, 주사 치료, 수술 등 다양한 치료법의 차이점을 잘 이해하고 환자의 상태, 상황 등에 따라 적절한 치료를 선택하는 것이 중요합니다. 경험이 풍부하고 믿을 수 있는 의사를 선택해야 하는 또 다른 이유입니다.

Q23.

자연식품이나 영양제는 진짜 효과 있나요?

"약 말고, 콩국수나 삼계탕 먹는 게 더 낫지 않나요?"

진료실에서 정말 자주 듣는 질문입니다. 약보다는 음식, 자연요법으로 갱년기를 이겨내고 싶다는 마음. 충분히 공감합니다. 사실 누가 약부터 먹고 싶겠어요. 가능하다면 자연스럽게, 몸에 부담 없이 지나가고 싶은 게 누구나의 바람일 겁니다.

다만 이럴수록 꼭 짚고 넘어가야 할 게 있습니다. 자연요법이 '대안'은 될 수 있어도, '대체'는 아닐 수 있다는 점입니다.

예를 들어 콩국수와 두유는 정말 도움이 될까요?

콩에 들어 있는 이소플라본isoflavone은 식물성 에스트로 겐으로, 일부 여성에게 안면홍조나 질 건조 증상 완화에 도움을 줄 수 있습니다. 실제로 증상이 비교적 가벼운 분 들 중에는 두유를 드시면서 '조금 나아진 것 같다'고 말 씀하시는 분들도 계십니다.

하지만 효과는 천천히, 아주 완만하게 나타납니다. 그 리고 호르몬제처럼 뇌, 혈관, 뼈에 명확한 작용을 기대하 기는 어렵습니다. 즉, 초기이거나 증상이 가벼울 때 '보조 수단'으로는 가능하지만 일상생활이 힘든 정도라면 콩국 수만으로 버티는 건 쉽지 않겠죠.

삼계탕은 어떨까요?

삼계탕은 갱년기 여성에게 나쁜 선택은 아닙니다. 단백 질, 마늘, 인삼 등이 기력 회복과 면역력 유지에 도움을 줄 수 있고, 무엇보다 따뜻한 음식이 주는 심리적 안정감 이 있습니다. 다만 국물보다는 고기와 채소 중심으로, 부 담 없이 '잘 먹었다'는 느낌이 드는 정도가 좋습니다. 삼계탕 한 그릇이 마음을 살려주는 날도 분명히 있습니다. 하지만 이 역시 치료라기보다는 회복을 돕는 음식에 가깝습니다.

그 외, 환자분들이 많이 물어보는 음식들에 대해 간단히 말씀드리면 다음과 같습니다.

- **닭가슴살, 계란, 우유:** 근육 유지, 골밀도 보호, 기력 회복에 필요한 단백질, 칼슘, 비타민B군이 풍부해 갱년기 여성에게는 아주 좋은 기본 조합입니다.
- **석류즙:** 항산화 효과는 있으나 에스트로겐 작용은 생각보다 미미합니다.
- **홍삼:** 체질에 따라 피로 회복에 도움을 받을 수 있지만 일부에서는 오히려 심계항진이나 불면을 악화시키기도 합니다.
- **블랙 코호시, 동충하초:** 과학적 근거가 부족하고, 간독성 등 부작용 보고도 있어 주의가 필요합니다.
- **이소플라본 보충제:** 단기적으로는 도움이 될 수 있으나, 반드시 전문의 상담 후 복용하는 것이 안전합니다.

요약하자면, 음식과 영양제는 치료제가 아니라 '보조 수단'입니다. 잠을 못 자고, 가슴이 두근거리고, 우울감이나 불안이 일상을 흔들고, 질 통증 때문에 부부관계나 일상이 무너지고 있다면 그건 '참아볼 단계'를 이미 지난 신호일 수 있습니다. 자연요법으로 충분한 사람이 있고, 의학적 치료가 꼭 필요한 사람이 있습니다. 중요한 건 '약이냐, 음식이냐'가 아니라 지금 내 몸에 무엇이 가장 현실적인 선택인지를 아는 것입니다. 그리고 그 판단은 혼자서 하지 않아도 됩니다. 그걸 도와주는 게 산부인과의 역할입니다.

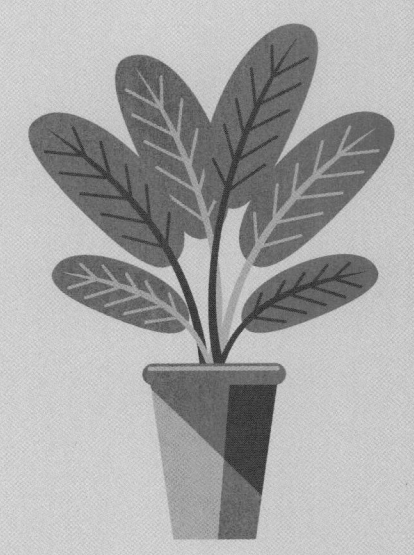

PART 5

집에서 할 수 있는 생활관리:

일상에서 바로 실천하는 갱년기 루틴

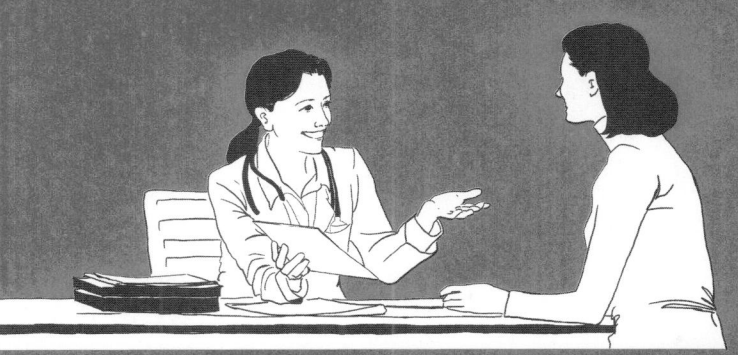

갱년기 관리는 병원에서만 이뤄지는 일이 아닙니다. 대부분의 변화는 우리의 일상 속 습관에서 시작되고, 그 습관이 증상의 강도와 지속 기간을 결정합니다. 음식, 영양제, 운동, 수면… 작은 것처럼 보이지만 꾸준히 쌓이면 몸의 균형을 되찾는 강력한 도구가 됩니다. 4부에서는 오늘 당장 집에서 실천할 수 있는 생활관리 루틴을 소개합니다. 당신의 몸과 마음을 다시 안정시키기 위한 '실전 매뉴얼'이 이곳에 있습니다.

Q24.

뭘 먹어야 덜 힘들까요?
절대 피해야 하는 음식은요?

갱년기 증상 완화를 위해 많은 분들이 약물 외에도 식단과 건강기능식품에 큰 관심을 가집니다. 여기에서는 진료실에서 자주 질문받는 다섯 가지 음식(올리브유, 레몬즙, 마녀수프, 두유, 그릭 요거트)에 대한 과학적 사실과 속설을 구분하여 설명해드릴게요.

두유

환자분들이 가장 많이 언급하는 것 중 하나가 바로 '두유'입니다. 콩에는 여성호르몬이 많아 두유나 콩을 꾸준히 섭취하면 갱년기 증상에 좋다는 이야기인데요.

대체로 맞는 말입니다. 콩에 함유된 이소플라본은 화학적으로 인체의 여성호르몬(에스트로겐)과 유사한 식물성 에스트로겐으로 작용합니다. 이 성분이 부족해진 호르몬을 일부 대체하여 안면홍조, 우울감 같은 증상을 어느 정도 줄일 수 있고 콜레스테롤 수치 개선에도 긍정적이라는 보고가 있습니다. 하지만 이는 호르몬대체요법을 대체할 만큼 강력한 효과는 아니며, 개인에 따라 차이도 큽니다. 주로 경증의 증상 관리에 보조적인 역할을 합니다.

그릭 요거트

그릭 요거트를 섭취하면 유산균이 갱년기 건강과 특히 질 건강에 도움을 준다는 기대가 큽니다. 이는 진실입니다. 그릭 요거트를 포함한 프로바이오틱스(유산균)는 장 건강에 유익할 뿐만 아니라, 특정 균주(예: 락토바실러스 계열)가 갱년기 증상으로 인해 발생할 수 있는 질 건강 문제나 우울감 완화에 간접적으로 도움을 줄 수 있다는 연구도 있습니다.

또한 그릭 요거트는 칼슘과 양질의 단백질이 풍부하여 갱년기 여성에게 필수적인 골밀도 유지와 근육량 감소 방지에 매우 좋은 식품입니다. 또한 포만감이 있어 체중 조절에도 도움이 됩니다. 시중에 판매되는 일반 요거트는 당분 때문에 오히려 질염을 더 유발하고 체중이나 혈당에 안 좋은 영향이 있어서 권하지 않습니다.

올리브유

올리브유는 염증을 줄이고 심혈관 건강에 좋아 갱년기에 필수라는 인식이 있습니다. 이는 진실입니다. 갱년기이후에는 에스트로겐 감소로 인해 나쁜 콜레스테롤 수치가 높아지고 심혈관질환 위험이 증가하는데, 올리브유의 주성분인 단일 불포화지방산은 혈관 건강 유지에 이롭습니다. 또한 강력한 항산화 성분이 전신 염증을 줄여주므로, 갱년기 이후 건강한 식단에서 버터나 다른 포화지방 대신 사용하기에 가장 권장되는 오일입니다. 단, 장이 약한 분들은 장을 지나치게 자극할 수 있어 주의가 필요합니다.

레몬즙

레몬즙은 산성이 몸을 깨끗하게 하고 갱년기 활력에 좋다는 속설이 있는데, 이는 직접적인 효과라기보다는 간접적인 도움에 가깝습니다. 레몬 자체에 갱년기 호르몬 부족을 해결하는 성분은 없습니다. 하지만 레몬에 풍부한 비타민C는 강력한 항산화제로 면역력 강화 및 피부 건강 유지에 도움을 줍니다. 또한 물에 희석하여 마시면 체내 수분 섭취를 늘려 갱년기에 흔한 건조 증상이나 변비를 간접적으로 개선하는 데 이롭습니다. 단, 위가 안 좋은 분들은 빈속에 드시는 것을 삼가는 것이 좋습니다.

과도한 산 섭취는 위염, 치아 부식 위험을 높일 수 있습
니다.

마녀수프

일부 유튜브나 커뮤니티에서는 마녀수프처럼 채소 위주
의 식단이 독소 배출과 다이어트에 최고라고 이야기합니
다. 이는 부분적으로 진실입니다. 마녀수프는 양배추, 토
마토 등 다양한 채소로 만들어져 식이섬유가 매우 풍부
합니다. 갱년기 이후 기초 대사량 감소로 흔하게 발생하
는 체중 증가 및 변비 관리에 식이섬유 섭취는 매우 중요
하며, 채소 속의 항산화 성분은 전반적인 신체 노화 억제
에 이롭습니다. 하지만 마녀수프 자체는 특정 질병을 치
료하는 만병통치약이 아니며, 균형 잡힌 식단에서 채소
섭취를 늘리는 하나의 방법으로 이해하는 것이 정확합
니다. 예를 들어 마녀수프'만' 먹는 다이어트는 단백질 ·
철분 결핍을 초래할 수 있으므로 권장되지 않습니다.

갱년기 여성은 호르몬 감소라는 큰 변화를 겪기 때문

에, 음식은 보조 수단으로 활용하고 다음 세 가지 건강
원칙을 지키는 것이 가장 중요합니다.

- **뼈 건강 강화:** 에스트로겐 감소로 인한 골밀도 저하를
  막기 위해 칼슘(두유, 그릭 요거트, 녹색 채소)과 비타민
  D를 꾸준히 챙겨야 합니다.
- **심혈관 건강 보호:** 심장병 위험이 높아지므로, 올리브
  유 같은 좋은 지방을 섭취하고, 짠 음식이나 튀긴 음
  식은 줄여 혈관 건강을 지켜야 합니다.
- **혈관 운동 증상 유발 물질 회피:** 안면홍조, 야간 발한이
  심할 때는 카페인, 알코올, 매우 맵거나 뜨거운 음식
  은 증상을 악화시키므로 피하는 것이 좋습니다.

또 갱년기에 갑자기 살이 찌는 것을 막고 싶다면 식습
관에서 다음 몇 가지를 반드시 조심해야 합니다.

첫째, 커피를 조심하세요. 아메리카노의 유혹을 뿌리치
라는 것이 아닙니다. 다양한 커피 브랜드에서 쏟아지는
'커피 음료'를 조심하라는 말입니다. 액상 과당이 잔뜩 들

어간 시즈널 커피 음료나 포화지방산이 잔뜩 올라가 있는 크림 커피는 음료 한 잔이 밥 한 그릇보다 칼로리가 높은 위험한 음식입니다. 특히 믹스커피는 혈당을 올리고 살을 찌게 만들 뿐만 아니라, 카페인 때문에 수면의 질도 떨어뜨리고 홍조가 있는 분들에게도 좋지 않습니다.

둘째, 무가당음료도 조심해야 합니다. 요즘 무가당음료가 열풍인데, 자연에서 나온 것이라고 생각하기 때문에 건강하다고 착각하는 분들이 많습니다. 하지만 과일은 과일째 먹어야 합니다. 갈거나 착즙하거나 엑기스를 내서 먹으면 이 과정에서 과당이 몸으로 곧바로 흡수됩니다. 사과 하나를 통째로 먹으면 식이섬유가 함께 섭취되어 혈당이 가파르게 올라가지 않지만, 주스로 마시면 혈당 스파이크가 더 심해집니다. '무가당 주스'라는 것은 단지 당을 더 추가하지 않았다는 것일 뿐, 원래 가지고 있는 당이 없다는 뜻이 아닙니다.

셋째, 과일은 채소와 동급이 아닙니다. 특히 백화점에서 파는 달콤한 포도나 복숭아 같은 과일들은 비정상적으로 당분이 높은 경우가 많습니다. '밥은 별로 안 먹고 과일만 먹는다'는 분들이 오히려 과일 때문에 살이 찌는 경우가 많습니다. 과일은 식사 후 디저트로 몇 조각 먹는 것이지, 밥처럼 배부르게 먹으면 안 됩니다.

넷째, 요거트와 꿀도 주의해야 합니다. 유산균 섭취를 위해 요거트를 먹으면서 꿀을 타거나 과육, 시리얼 등을 섞어 먹으면 혈당이 올라갑니다. 꿀은 혈당을 올린다는 측면에서 설탕과 크게 다르지 않습니다. 단것을 아예 안 먹을 수는 없으니, 꼭 먹고 싶다면 아침 식사로 먹는 건 피해야 합니다. 공복 상태에서 달콤한 라떼나 주스를 마시면 밤새 저혈당 상태였다가 혈당이 급격히 솟는 혈당 스파이크를 겪게 되고, 그 뒤 극심한 허기로 점심을 과식하게 될 가능성이 큽니다. 아침 첫 끼는 달지 않은 그릭 요거트나 시럽 없는 커피를 드시는 것을 권유합니다.

그렇다면 뭘 먹어야 할까요?

첫째, 야채를 많이 먹어야 합니다. 식사를 시작할 때 채소로 시작하면 혈당이 갑자기 올라가는 것을 방지할 수 있습니다. 저는 오이를 스틱으로 만들어서 먼저 먹어 약간 배를 채운 뒤 다른 식사를 합니다. 훨씬 부담도 적고 과식을 막을 수 있습니다.

둘째, 양질의 단백질을 섭취해야 합니다. 나이가 들수록 단백질 섭취는 필수입니다. 특히 채식을 하는 분들이 양질의 단백질과 철분, 비타민B12를 충분히 섭취하지 못하는 경우가 많습니다. 고기가 소화가 잘 안 되더라도 붉은 고기보다는 닭고기, 그것도 힘들다면 고등어나 연어처럼 오메가3가 풍부한 생선을 먹어야 합니다. 요즘은 전자레인지용 생선도 있습니다. 저는 '아기용 생선'을 자주 사 먹는데요. 한 도막씩, 가시 다 발라서 포장되어 있고, 전자레인지에 돌리면 간단하게 먹을 수 있습니다. 특히 간이 되어 있지 않아서 염분 섭취를 줄일 수 있습니다.

셋째, 음식은 '덩어리' 그대로 드십시오. 주스로 만들거나 너무 가공을 많이 하는 초가공 식품들은 피하십시오. 완전한 채소나 식품들에는 다양한 미량 영양소가 들어 있습니다.

갱년기 식단 전략

▶ 키 포인트!

· 정제 탄수화물 줄이기(흰쌀, 밀가루, 설탕)

· 복합 탄수화물 중심(잡곡, 귀리, 콩류)

· 충분한 단백질 섭취(체중 1kg 당 1~1.2g 이상)

▶ 꼭 챙길 영양소

· 칼슘+ 비타민D → 골다공증 예방(우유, 멸치, 연어, 햇빛 노출 등)

· 항산화 영양소 → 베리류, 녹색채소, 해조류 등 컬러푸드

· 오메가3, 셀레늄, 비타민E → 견과류, 생선류

▶ 하루 식단 예시

· 아침: 삶은 달걀, 오트밀, 두유, 견과류

· 점심: 귀리밥+두부+나물+김치

· 간식: 요거트+블루베리

· 저녁: 연어 또는 닭가슴살+채소+고구마

▶ 피해야 할 식사 패턴

· 하루 1~2끼 폭식형 식사 → 혈당 불안정, 근손실

· 야식+당 음료 → 수면 질 저하, 복부 비만

· 단백질 부족 → 피로, 면역력 저하

Q25.

영양제, 뭐가 진짜 필요하고 뭐가 광고인가요?

갱년기 진료에서 "약은 부담스러운데요." 다음으로 가장 많이 이어지는 말이 있습니다. "영양제로는 안 될까요?" 혹은 "주변에서 이거 먹고 좋아졌대요."라는 이야기입니다.

그만큼 영양제는 갱년기를 겪는 많은 분들에게 가장 안전해 보이는 선택지입니다. 하지만 영양제는 '많이 먹으면 더 좋은 것'도 아니고, '자연 성분이라 무조건 안전한 것'도 아닙니다. 어떤 성분은 실제로 도움이 될 수 있지만,

어떤 것은 효과가 거의 없거나 오히려 불면·두근거림·간 기능 이상 같은 부작용을 부를 수도 있습니다. 중요한 건 지금 내 몸에 무엇이 부족한지, 그리고 이 영양제가 무엇을 대신해줄 수 있고 무엇은 못하는지를 정확히 아는 것입니다. 특히 요즘에는 직구로 구매하는 영양제도 인기입니다. 그런데 이런 해외 제품들은 국내에서 허가를 받지 않았거나, 용량이 우리와 맞지 않는 것도 있다는 점을 주의해야 합니다.

갱년기 영양제는 치료의 대안이 아니라 치료를 돕는 도구에 가깝습니다. 여기에서는 해외에서 생산되는 영양제의 주요 성분과 국내 약국에서 구매할 수 있는 갱년기 영양제에 대해 알아보겠습니다.

갱년기 증상에 직접적인 도움을 주는 성분
(식물성 에스트로겐 및 기능성 원료)

· **회화나무 열매 추출물(소포리코사이드):** 이 성분은 국내 식약처에서 갱년기 여성 건강 기능성을 공식적으로

인정받은 대표적인 원료입니다. 여성호르몬과 유사한 구조의 소포리코사이드 성분이 안면홍조, 발한, 불면증, 피로, 두통 등 갱년기에 흔히 나타나는 여러 증상을 개선하는 데 도움을 줄 수 있습니다. 다만, 에스트로겐 유사 작용을 하므로 호르몬 민감성 질환(유방암, 자궁 질환 등) 병력자는 반드시 의사와 상담 후 복용해야 합니다.

· **이소플라본(대두 추출물):** 콩에 풍부한 식물성 에스트로겐입니다. 갱년기 증상 완화뿐만 아니라, 에스트로겐 부족으로 인한 뼈의 흡수를 억제하고 생성을 활성화하여 골다공증 위험을 낮추는 데 도움을 줄 수 있음을 인정받았습니다. 역시 에스트로겐 민감성 질환자는 주의해야 합니다.

· **피크노제놀(프랑스 해안송 껍질 추출물):** 강력한 항산화 성분으로, 갱년기 증상 완화 기능성과 더불어 혈액순환 개선 기능성도 인정받았습니다. 갱년기 여성에게 흔한 안면홍조 등 혈관운동 증상과 심혈관 건강관리에 도움을 줄 수 있습니다.

- **락토바실러스 애시도필러스YT1(갱년기 유산균):** 장 건강을 넘어, 이 특정 유산균주는 갱년기 증상 완화 및 수면의 질 개선 기능성을 인정받았으나 효과는 개인차가 큽니다. 장내 미생물 균형을 통해 전신건강과 정서적 증상에 간접적인 도움을 줍니다.

항노화 및 호르몬 대사 관련 성분
(복용 시 전문가 상담 필수)

- **DHEA**dehydroepiandrosterone**:** 해외 직구로 인기가 높은 성분이나, 국내에서는 건강기능식품으로 허용되지 않으며, 호르몬제로 분류되어 의사의 처방이 필수입니다. 인체의 에스트로겐과 테스토스테론 등 여러 호르몬의 전구물질로 작용하여 성기능 개선이나 활력 증진에 효과가 있을 수 있으나, 호르몬 불균형과 관련된 심각한 부작용(여드름, 털 증가, 남성형 탈모 등)을 유발할 수 있으므로, 복용 전 반드시 전문의와 상담이 필요합니다.

- **DIM**_{Diindolylmethane}: 브로콜리 같은 채소에서 추출되는 성분으로, 에스트로겐이 체내에서 대사되는 경로에 영향을 미쳐 호르몬 균형을 맞추는 데 도움을 준다고 알려져 해외에서 인기가 높습니다. 에스트로겐 대사 개선에 초점을 맞춘 성분이나, 호르몬에 영향을 미치는 만큼 복용 전 전문가의 조언을 구해야 합니다. 갱년기 개선 효과는 아직 임상 근거가 불충분합니다.

- **피세틴**_{Fisetin}: 딸기에 풍브한 플라보노이드 항산화제입니다. 노화 세포를 제거(세놀리틱 작용)하여 항노화 및 인지 건강에 도움을 줄 수 있다는 연구로 인기를 얻고 있습니다. 갱년기 증상에 대한 직접적인 완화 효과보다는 전반적인 노화 관리에 초점을 둡니다.

갱년기 동반 증상 관리에 효과적인 성분

- **비타민D**: 에스트로겐 감소로 급증하는 골다공증 위험을 낮추는 데 핵심적인 역할을 합니다. 칼슘의 흡수를 도와 뼈 건강을 유지하는 필수 영양소이며, 우울

감 등 정서적 증상 완화에도 간접적인 도움을 줄 수 있습니다. 혈액 내에 부족할 경우 주사제로 처방을 하기도 합니다. 주사로 맞을 경우 3개월에 한 번씩 맞으면 됩니다.

· **마그네슘(비스글리시네이트 형태 등):** 신경 안정과 근육 이완에 필수적이며, 갱년기에 흔한 불면증, 근육 경련, 불안감 등 신경계 증상 완화에 간접적으로 도움을 줄 수 있습니다.

· **퀘르세틴**Quercetin**:** 강력한 항염 작용을 통해 체내 만성 염증을 줄여주며, 면역력 강화와 알레르기 반응 조절에 도움을 줍니다. 갱년기에 동반되는 전신적인 염증과 면역 불균형 관리에 이롭습니다.

· **감마리놀렌산**GLA**:** 혈행 개선 및 콜레스테롤 수치 조절 기능성을 인정받았습니다. 갱년기 이후 높아지는 심혈관질환 위험 관리와 더불어, 일부 여성에서는 갱년기 증상 완화에도 도움을 줄 수 있습니다.

갱년기 영양제는 주로 식물성 에스트로겐 성분을 통해 안면홍조와 같은 증상을 보조적으로 관리하거나, 비타민D, 마그네슘 등을 통해 뼈 건강 및 신경 안정에 도움을 줍니다. 특히 DHEA나 DIM과 같이 호르몬에 직접적으로 관여할 수 있는 성분은 전문의의 정확한 진단과 상담 없이는 복용하는 것을 권장하지 않습니다.

지금까지 해외 영양제 구매 시 참고가 될 수 있도록 영양성분에 대해 살펴보았습니다. 다음으로는 국내 약국에서 구매 가능한 대표적인 영양제에 대해 살펴보겠습니다.

훼라민큐정 Feramine-Q Tab.

제약회사	동국제약
성분명	서양승마 Black Cohosh 추출물, 세인트존스워트 St. John's Wort 추출물
효과	훼라민큐는 두 가지 생약 성분을 복합한 것이 특징입니다. 서양승마는 갱년기의 대표 증상인 안면홍조, 발한, 수면장애 등 신체적인 불편함을 개선하는 데 주로 작용합니다. 세인트존스워트는 정신적 긴장, 신경과민, 불면, 불안 또는 우울 증상 등 심리적 증상 완화에 도움을 주어, 신체적·정신적 갱년기 증상을 동시에 관리할 수 있습니다.
특징	생약 성분 복합제로, 호르몬제에 비해 부작용 위험이 적어 장기간 복용을 고려하는 분들에게 적합합니다. 간혹 위장장애나 알레르기 반응이 나타날 수 있습니다. 특히 세인트존스워트는 다른 약물(경구피임약, 항우울제 등)의 대사에 영향을 줄 수 있으므로, 다른 약을 복용 중이라면 반드시 약사 또는 의사와 상담해야 합니다.
가격대	3~6만 원대(제품 용량 및 약국별 상이)

시미도나정 Cimidona Tab.

성분명	서양승마(단일 성분)
효과	훼라민큐의 복합 성분 중 서양승마 단일 성분으로, 주로 갱년기의 신체 증상(안면홍조, 발한, 수면장애) 완화에 초점을 맞춥니다. 서양승마는 에스트로겐 수용체에 직접적으로 작용하지 않아 유방암 환자 등 호르몬 민감성 환자에게도 조심스럽게 사용이 고려되기도 하지만, 전문의와 반드시 상의해야 합니다.
특징	복합 성분보다 단일 성분을 선호하거나, 우울감보다는 신체 증상이 주된 증상일 때 권합니다
가격대	3~5만 원대(약국별 상이)

레미페민정 Remifemin Tab.

제약회사	조아제약
성분명	서양승마 추출물(단일 성분)
특징	독일에서 개발된 서양승마 추출물 제품으로, 오랜 기간 사용되어온 오리지널 격의 제품이며, 임상 데이터가 비교적 풍부한 것으로 알려져 있습니다.
약품 분류	일반의약품(처방전 없이 약국에서 구매 가능)
가격대	3~5만 원대(제품 용량 및 약국별 상이)

경옥고 瓊玉膏

제약회사	광동제약 등 한방제약사
성분명	인삼, 복령, 생지황, 꿀 등(한방 성분)
효과	경옥고는 일반적인 갱년기 증상 치료제가 아닌 자양강장제로 분류됩니다. 갱년기에 흔한 만성 피로, 전신 쇠약, 식욕 부진 등 기력 저하 증상과 체력 보강에 도움을 주는 한방 처방입니다. 갱년기 자체를 치료한다기보다는, 호르몬 변화로 인한 체력 저하와 피로감을 개선하는 데 활용될 수 있습니다.
특징	약국에서 의사의 처방 없이 구매할 수 있는 일반의약품(한방제제)이며, 제형은 짜 먹는 겔이나 고 형태가 많습니다.
가격대	10만 원대 이상(용량 및 제약회사별 상이)

맥스 콘드로이친1200

제약회사	동아제약
성분명	콘드로이틴설페이트나트륨 1200mg
효과	갱년기에는 에스트로겐 감소로 인해 관절 연골이 약해지고 무릎, 손가락 등의 관절 통증이 심해지기 쉽습니다. 콘드로이친은 연골의 구성 성분으로, 이 제품은 관절 통증 완화 효과는 있으나, 갱년기 증상과 직접 관련된 치료제는 아닙니다.
특징	국내에서 일반의약품으로 분류되며, 1일 복용량 1200mg을 충족하는 고함량 제품으로 인기가 높습니다.
가격대	8~12만 원대(용량 및 약국별 상이)

비오틴정, 비오틴골드 등 비오틴 제제

제약회사	동성제약
성분명	비오틴(수용성 비타민B군)
효과	갱년기에는 호르몬 변화로 인해 탈모, 모발 가늘어짐, 손톱 약화 등의 증상이 흔합니다. 비오틴은 이들 피부, 모발, 손톱 건강을 유지하는 데 필수적인 비타민입니다. 갱년기 증상 자체를 완화하기보다는, 동반되는 외모 변화에 대한 보조적인 관리를 위해 많이 찾는 성분입니다. 과량 복용 시 혈액검사 결과(특히 갑상선·심근효소 수치)에 오류가 생길 수 있으므로 주의가 필요합니다.
특징	일반의약품 또는 건강기능식품으로 판매되며, 보통 비타민B군 복합제 형태로도 많이 출시됩니다.
가격대	2~5만 원대(회사 및 함량별 상이)

Q26.

갱년기에는 어떤 운동이 제일 효과 있나요?

"운동해야 하는 건 알겠는데, 뭐부터 해야 할지 모르겠어요."

"예전처럼 뛰면 무릎만 아프고 금방 지쳐요."

"시간도 없고, 작심삼일로 끝나요."

갱년기 상담을 하다 보면 운동에 대한 질문은 늘 비슷합니다. 대부분 운동의 필요성은 이미 알고 있습니다. 문제는 방법입니다. 젊을 때 하던 운동이 더 이상 맞지 않고, 인터넷에는 '이거 해라, 저거 해라' 정보만 넘쳐나니 시작 자체가 부담스러워지는 거죠.

젊을 때처럼 유산소운동만 열심히 하면 될 것 같지만 무릎이 시큰거리고 허리가 뻐근해 금세 포기하게 되기도 하고, 어떤 분은 땀이 나는 운동이 오히려 불안과 두근거림을 더 심하게 만든다고 느끼기도 합니다. 그래서 갱년기의 운동은 '많이'보다 '맞게'가 훨씬 중요합니다.

갱년기 운동의 목적은 단순히 살을 빼는 데 있지 않습니다. 에스트로겐 감소로 인해 급격히 떨어지는 근육량과 골밀도를 지키고, 불안정해진 혈당과 심혈관 기능을 안정시키며, 무엇보다 무너진 수면과 기분 리듬을 회복하는 데 있습니다. 이 시기의 운동은 몸을 몰아붙이는 훈련이 아니라, 호르몬 변화 속에서도 몸이 다시 균형을 찾도록 돕는 '치료의 일부'에 가깝습니다. 어떤 운동이 갱년기 여성의 몸에 진짜 도움이 되는지, 그리고 반대로 피하는 게 좋은 운동은 무엇인지 차근차근 짚어보겠습니다.

갱년기 운동의 핵심은 살을 빼는 것보다, 무너진 균형을 다시 세우는 것입니다. 체중계 숫자를 줄이기 위한 운동이 아니라, 줄어드는 호르몬 환경 속에서 근육, 뼈, 관절, 심혈관, 뇌 기능을 동시에 지키는 운동이 필요합니다.
이 관점이 바뀌지 않으면, 운동은 늘 실패합니다.

갱년기에는 왜 운동이 더 중요해질까

완경 이후 에스트로겐이 감소하면 몸은 다음과 같이 변
합니다.

- 근육량 감소 → 기초대사량 감소
- 골밀도 감소 → 골다공증 위험 증가
- 내장지방 증가 → 당뇨·고지혈증·심혈관질환 위험
  상승
- 자율신경 불안정 → 불면, 두근거림, 불안감 증가
- 우울감·무기력 → 활동량 자체가 줄어드는 악순환

이 모든 변화에 가장 직접적으로 개입할 수 있는 수단
이 바로 '운동'입니다. 약이 해주지 못하는 부분까지 운동
은 커버합니다.

갱년기에 가장 중요한 운동 1순위: 근력운동

갱년기 운동의 중심은 단연 근력운동입니다. 많은 분들이 "이 나이에 웨이트요?" 하고 놀라는데, 맞습니다. 바로 지금이 근력운동을 시작해야 할 시기입니다.

근력운동은 다음과 같은 효과를 가져옵니다.

· 근육량 유지 → 기초대사량 유지

· 골밀도 유지 → 골다공증 예방

· 인슐린 민감도 개선 → 살이 덜 찌는 몸

· 자세 안정 → 요통, 무릎 통증 감소

· 뇌 자극 → 우울감, 불안감 완화

중요한 건 무겁게 드는 것이 아닙니다.

· 맨몸 운동

· 가벼운 덤벨

· 고무밴드

· 스쿼트, 런지, 힙힌지, 플랭크 같은 기본 동작

이걸 주 2~3회, 20~30분만 해도 충분합니다. '조금 힘들다' 싶을 정도면 딱 적당합니다.

두 번째 축: 유산소운동은 '적당히'

걷기, 자전거, 수영, 계단 오르기 같은 유산소운동도 필요합니다. 다만 갱년기에는 과도한 유산소운동은 오히려 역효과가 날 수 있습니다. 지나치게 많은 유산소운동은 '코르티솔(스트레스 호르몬) 증가 → 근육 감소 가속 → 피로 누적 → 운동 포기'의 결과를 초래합니다.

갱년기 유산소운동의 기준은 다음과 같습니다.

· 옆사람과 대화가 힘들 정도의 강도
· 하루 30분, 주 3~5회
· 운동 초기에는 걷기만으로도 충분

'하루 만 보 걷기'에 집착할 필요 없습니다. 체중이 증가한 상태에서 무리해서 걷거나 뛰면 오히려 무릎 손상이 올 수 있습니다. 몸을 깨우는 정도면 충분합니다. 가장 중요한 건 '꾸준히' 하는 것입니다.

절대 빼먹으면 안 되는 세 번째 요소: 스트레칭과 균형 운동

갱년기 이후에는 관절과 인대가 점점 굳습니다. 이때 스트레칭과 균형 운동을 하지 않으면, '작은 부상 → 통증 → 운동 중단 → 체력 급락'의 고리에 빠지게 됩니다. 요가, 필라테스, 스트레칭, 한 발 서기 같은 간단한 균형 운동은 낙상 예방, 자세 안정, 수면의 질 개선, 자율신경 안정 등의 효과가 있습니다. 특히 잠들기 전 가벼운 스트레칭은 불면증 완화에 큰 도움이 됩니다.

가장 중요한 원칙: '잘하는 운동' 말고 '계속하는 운동'

갱년기 운동에서 가장 중요한 건 운동의 종류보다, '지속하는 것'입니다. PT 3개월 끊고 그만두는 것보다 집에서

20분씩 1년 하는 게 훨씬 낫습니다. "오늘은 이것만 해도 됐다"라고 스스로에게 합격점을 주세요. 운동은 벌칙이 아니라 회복의 도구입니다.

갱년기는 몸이 무너지는 시기가 아니라, 어떻게 관리하느냐에 따라 이후 20~30년의 질이 결정되는 분기점입니다. 운동은 가장 강력하고, 가장 안전하며, 가장 확실한 투자입니다.

Q27.

운동? 먹는 것? 루틴?
뭐부터 바꿔야 할까요?

갱년기 증상은 어느 날 갑자기 훅 찾아오지만, 회복은 하루아침에 오지 않습니다. 완경 이후의 몸은 '리듬'에 민감해지는데, 이 리듬을 안정시키는 가장 강력한 도구가 바로 하루 루틴입니다.

갱년기를 잘 보내는 분들은 공통적으로 '작은 루틴을 꾸준히 지킨다'는 특징이 있습니다. 그 루틴이 몸의 균형과 감정의 안정성을 되돌리는 바탕이 되기 때문입니다.

아침 루틴: 몸의 스위치를 다시 켜는 시간

완경 이후에는 수면 구조 자체가 바뀌어 잠에서 덜 회복된 느낌이 드는 경우가 많습니다. 그래서 아침 루틴이 특히 중요합니다. 아침의 작은 행동 하나가 하루 전체의 생리 리듬을 크게 바꿉니다.

· **기상 후 10분 이내 햇빛 쬐기:** 멜라토닌이 꺼지고 세로토닌 분비가 시작됩니다. 불면·우울 완화에 가장 간단한 방법입니다.
· **물 한 잔:** 야간 발한으로 인한 탈수를 가장 빨리 회복시키는 방식입니다.
· **가벼운 스트레칭 5분:** 관절 뻣뻣함, 근육 뭉침을 줄이고 하루 컨디션을 끌어올립니다.

낮 루틴: 체온과 혈당의 급격한 변화를 막기

갱년기 증상 중 상당수는 '급격한 변화'에서 시작됩니다. 체온, 혈당, 감정, 심박… 이 모든 것이 작은 자극에도 불안정해지기 쉬운 시기입니다. 몸이 예전처럼 '대충 버텨 주는' 시기가 아니기 때문에, 낮 동안의 작은 무리는 밤의 증상들을 악화시킵니다.

- **세 끼 규칙적으로 먹기:** 과하게 굶거나 갑자기 많이 먹으면 혈당 스파이크가 생겨 홍조·두근거림·불안이 심해질 수 있습니다.
- **양질의 단백질 챙기기:** 근육량 유지 → 기초대사량 유지 → 체온·호르몬 대사 안정으로 이어집니다.
- **점심 이후 카페인 줄이기:** 카페인은 갱년기 불면의 가장 빈번한 원인입니다.
- **햇빛 쬐기:** 뼈 건강에 중요한 비타민D 합성에도 도움이 되고, 기분 전환에도 긍정적인 영향을 줍니다.

저녁 루틴: 몸을 '진정 모드'로 돌려놓는 시간

갱년기 불면의 핵심은 "잠이 안 오는 몸 상태로 하루를 마무리한다"는 데 있습니다. 저녁 루틴은 프로게스테론 감소로 들쑥날쑥해진 수면 회로를 안정시키는 역할을 합니다. 완벽한 저녁 루틴을 만들 필요는 없습니다. 단 하나라도 좋습니다. '하루를 끝낸다'는 신호가 중요합니다.

- **따뜻한 샤워:** 체온을 살짝 올렸다가 떨어뜨리면 수면 유도 효과가 생깁니다.
- **스크린 타임 줄이기:** 블루라이트는 멜라토닌 분비를 억제합니다.
- **가벼운 독서/저널링:** 감정 기복이 심한 시기에는 '쓰는 행위'가 정서 조절에 큰 도움을 줍니다.

나쁜 날을 위한 '비상 루틴'

갱년기는 좋았다가 나빴다가, 멀쩡하다가 이유 없이 눈물 나고, 떨리다가 아무렇지 않아지는 '파도 같은 시기'입니다. 그래서 몸이 많이 흔들리는 날을 위한 최소 루틴을 하나 정해두면 좋습니다. 큰일을 하려 하지 말고, '나를 다시 중심으로 돌려놓는 최소한의 동작'이면 충분합니다.

- · 10분 산책
- · 따뜻한 차 한 잔
- · 심호흡 1분
- · 스트레칭 3개

루틴의 목표는 '버티기'가 아니라 '안정성 회복'

갱년기를 겪는 분들이 흔히 하는 말이 있습니다.

"저는 꾸준히 뭘 못 해요."

하지만 루틴의 본질은 꾸준함이 아니라 반복될 수 있는 최소 단위를 찾는 것입니다. 5분이면 충분합니다. 의학적으로도 일정한 생활 리듬은 교감·부교감 신경계의 균형을 회복시키고, 체온·수면 리듬·감정 조절에 큰 영향을 미칩니다.

갱년기의 회복은 거창한 변화에서 시작되지 않습니다. 하루의 작은 루틴을 지키는 힘에서, 몸의 파도가 서서히 잦아듭니다. 하루 루틴은 당신이 다시 편안한 몸으로 돌아갈 수 있게 해주는 가장 현실적이고 확실한 도구입니다.

당신의 터닝포인트를
당신답게, 멋지게

갱년기는 노년기의 시작점입니다. 잘 시작해야 잘 갈 수 있는, 끝이 아니라 시작입니다.

100세, 나아가 120세 시대라고 불리는 오늘날, 우리는 그 누구도 가보지 않은 길을 걸어가고 있습니다. 갱년기를 현명하고 부지런하게 보내야 하는 이유는 바로 폐경 이후의 남은 50년을 건강하고 활기차게 보내기 위한 준비 과정이기 때문입니다.

완경 이후 갱년기를 어떻게 보내느냐는 갱년기 이후의

삶의 질과 건강에 지대한 영향을 미칩니다. 완경으로 인한 에스트로겐의 급격한 감소는 단순한 생리적 변화를 넘어, 만성질환의 발생 위험을 높이는 근본적인 변화를 일으키기 때문입니다.

갱년기 관리는 노년기 건강의 '골든타임'입니다. 이 시기에 적절한 관리와 치료(필요하다면 호르몬치료 포함)를 통해 위에서 언급된 만성질환의 위험을 최소화하고, 길어진 인생 후반부를 건강하고 독립적으로 누릴 수 있도록 대비해야 합니다.

저는 6년째 호르몬제를 먹으며 관리 중입니다. 처음 증상으로 느꼈던 열감은 지금도 지속되어, 하루라도 약을 먹지 않으면 등에서 생기는 뜨거운 느낌 때문에 일에 집중하기가 힘듭니다. 보통 열감 증상은 2~3년 지속되고 드물게 그 이상 지속된다고 하는데, 저는 그 드문 경우에 속하나 봅니다. 어쨌든 약은 제가 일상생활을 정상적으로 영위하는 데 큰 도움이 되기 때문에 특별한 문제가 없는 한 앞으로도 호르몬제를 계속 먹을 생각입니다.

저는 출근할 때, 장 볼 때를 제외하고는 집밖에 거의 나

가지 않는 편이고, 사람들을 만나는 것보다 혼자 있는 시간을 훨씬 더 좋아합니다. 물론 지금도 그렇습니다. 하지만 요즘에는 일부러 여러 가지 운동을 하고, 운동 시간을 늘리고, 다양한 사람들이 있는 모임에 참석하면서 혼자 갇혀 지내지 않기 위해 노력합니다. 내가 왜 이러는지 고민만 해서는 아무것도 해결되지 않는다는 걸 알았기 때문입니다.

저는 이렇게 스스로에게 낯선 방법들을 찾아 저를 변화시키며 갱년기를 보내고 있습니다. 물론 제가 하는 방법이 정답이라는 말은 아닙니다. 각자 맞는 방법을 찾아, 어떻게든 이 갱년기라는 시기를 부드럽고 건강하게 보내야 한다는 뜻입니다.

갱년기는 어느 날 문득 찾아오는 파도가 아닙니다. 이미 우리 몸은 오래전부터 작은 신호를 보내고 있었고, 우리는 그 신호를 '피곤해서 그렇겠지', '나만 예민해진 걸 거야'라고 스스로 눌러두며 살아왔습니다. 이 책은 그 눌려 있던 신호들에 이름을 붙이고, 그 의미를 하나씩 설명하며, 당신이 더 이상 혼자 헤매지 않도록 손을 내밀기 위해 쓰였습니다.

이 책을 읽는 동안, 당신은 아마 몇 번은 고개를 끄덕였을 것이고, 몇 번은 마음이 뜨끔했을 것이고, 몇 번은 '아, 나만 그런 게 아니었구나' 하고 안도했을 겁니다. 그 모든 순간이 바로 당신의 몸과 마음이 균형을 되찾기 위해 다시 움직이기 시작한 순간입니다.

갱년기는 '끝'의 시기가 아닙니다. 호르몬의 시대가 저물고, 당신의 생애가 새로운 규칙을 찾아가는 전환점입니다. 우리는 사춘기를 거치며 어른이 되었고, 갱년기를 거치며 또 다른 어른이 됩니다. 조금 더 단단하고, 조금 더 너그러우며, 조금 더 자신을 아끼는 어른으로요.

이 책에서 소개한 질문들—열이 오르고, 잠이 오지 않고, 이유 없이 눈물이 나는 그 순간들에 대한 질문들—은 모두 당신의 몸이 보내는 메시지를 해석하기 위한 안내서일 뿐입니다. 정답은 책 속에만 있는 것이 아니라, 당신의 삶 속에도 있습니다. 어떤 치료를 선택할지, 어떤 운동을 할지, 무엇을 먹고 어떻게 쉴지, 이 모든 결정은 결국 '당신이 어떤 삶을 살아가고 싶은가'라는 질문으로 귀

결됩니다.

갱년기는 조용히 지나가도록 방치하는 시기가 아닙니다. 관리하면 달라지고, 알고 대비하면 전혀 다른 10년, 20년을 살 수 있는 시기입니다. 그 시작을 지금 이 책과 함께한 당신은 이미 잘 해내고 있습니다.

부디 기억하세요. 당신은 잘못된 것이 아닙니다. 당신은 늦지도 않았고, 과하지도 않습니다. 지금 당신은 단지 새로운 리듬을 배우는 중입니다. 앞으로의 시간은 생각보다 길고, 그 길은 당신이 어떻게 돌보느냐에 따라 완전히 달라질 수 있습니다.

그리고 저는 진료실에서 보아왔습니다. 제때 갱년기를 이해하고 돌본 여성들은, 그 이후를 훨씬 더 밝고 건강하게, 무엇보다 자신답게 살아간다는 것을요.

이 책의 마지막 장을 덮는 지금이 당신에게 또 한 번의 시작이 되기를 바랍니다.

당신의 다음 50년을 더 단단하게, 더 여유롭게, 더 당신답게 만들어가는 길에 제가 작은 등불이 될 수 있었다면 좋겠습니다.

갱년기에 대해
의사가 가장 많이 듣는
27가지 질문

초판 1쇄 발행   2026년 1월 10일

지은이   양기열
펴낸이   신현만
펴낸곳   (주)커리어케어 출판본부 SAYKOREA

출판본부장   박진희
편집   손성원 김선도
마케팅   허성권
디자인   김선미

등록   2014년 1월 22일 (제2008-000060호)
주소   04779 서울시 성동구 성수일로 39-34 서울숲더스페이스 12F
전화   02-2286-3813
팩스   02-6008-3980
홈페이지   www.saykorea.co.kr
인스타그램   instagram.com/saykoreabooks
블로그   blog.naver.com/saykoreabooks

ⓒ (주)커리어케어 2026
ISBN 979-11-93239-43-8   13510

SAY KOREA는 (주)커리어케어의 출판브랜드입니다.